眼圧リセットで緑内障を遠ざける方法を1冊にまとめました。

清水ろっかん
骨格矯正士

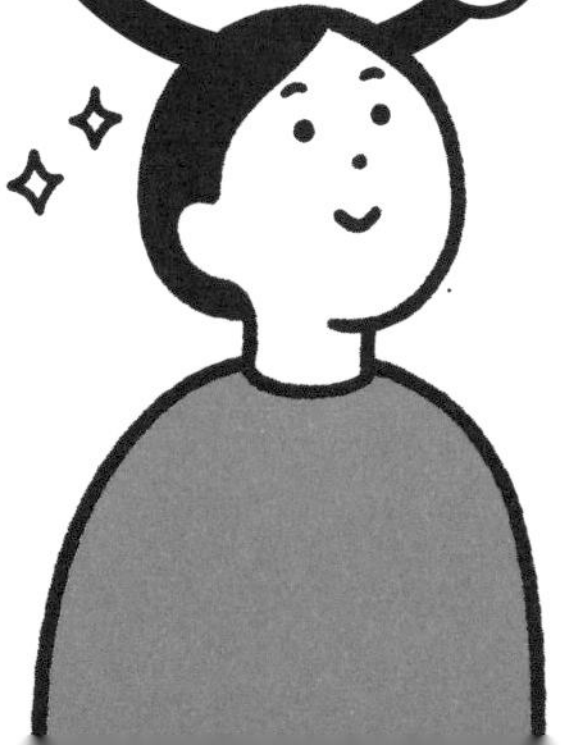

飛鳥新社

はじめに

あなたの目、最近調子はどうですか？
スマホばかり見て、疲れてはいませんか？
はっきりと、よく見えていますか？
見え方が狭くなったりしていませんか？
目の定期健診、ちゃんと受けていますか？

骨格矯正士の私が、なぜあなたの目をこんなに心配するのかというと、２０２１年に出した本『眼圧リセット』（飛鳥新社）で、大きな反響をいただいたからです。

私の運営するサロンの常連のお客様からは「家で自分でもできる、こんな本を待っていた！」という喜びのお声をたくさんいただきました。

ありがたいことに『眼圧リセット』を読んで、目の不調を少しでも改善したくなった」という新規のお客様も増えました。

また編集部には、「読書カード」という読者のみなさんからのハガキが何千枚も届いたのです。

もちろん、そのすべてに私も目を通させていただきました。


「簡単だから、気持ちよく続けられています」

「おかげで、眼圧が少し下がりました」

こんなお声をいただけてとてもうれしかった反面、ご自身のそれまでの不調を訴える声が多いことが、とても気になりました。

「最近、視力が下がって不安でした」

「今まで疲れ目がとてもひどかったんです」

「老眼が進み、この先どうなるかと心配していたところです」

さらに「もっと読みたい」「より多くの情報がほしい」というご要望も数多くいただきました。そんなご声援にこたえて、再び本をつくろうと思った次第です。

60歳の10人に1人以上が緑内障に悩んでいる

また、今回は本のテーマを「緑内障を遠ざけること」と定めました。なぜなら、みなさんからのハガキには「緑内障」という文字が特に目立ったからです。

「父が緑内障なので、自分も今から予防しておきたい」
「眼圧を下げる可能性が少しでもあるなら、頑張って習慣化したい」
みなさんの関心の高さが手に取るように伝わってきました。

たしかに「眼圧リセット」は緑内障を遠ざける可能性の高いメソッドです。

そもそも緑内障は日本人の国民病といわれるくらい、よくある目の病気です。

40歳以上で20人に1人、60歳以上ではなんと10人に1人以上の患者さんがいることがわかっています。

また、残念ながら日本人の失明原因のトップとなっています。

とはいえ、希望がまったくないわけではありません。

患者さんの数は多いのですが、失明率自体は低いため、早期に発見して適切な治療を受ければ、視野と視力を一生保てます。

ですから緑内障をまずは正しく理解してもらい、眼圧を下げるメソッドを習慣

［日本人の失明原因］

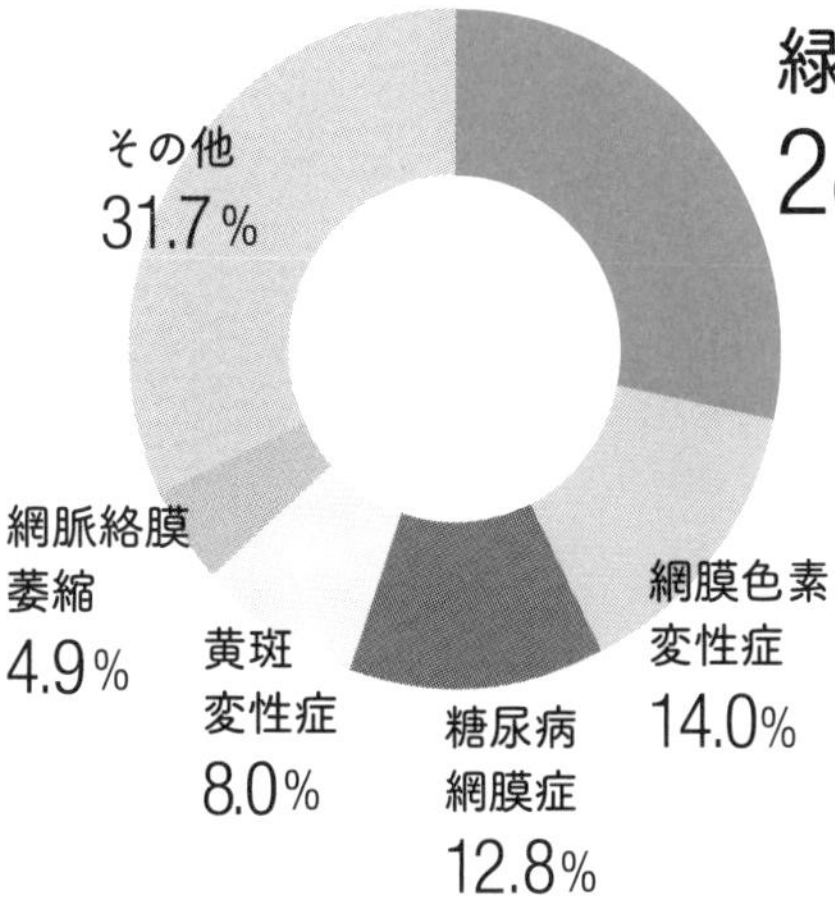

これほどおそろしい病気であるにもかかわらず「病変に気づきにくい」ということもあり、「治療を受けているのは全患者のせいぜい1割にすぎない」という報告もあります

【出典／中高年失明原因疾患（2015年度研究報告書／厚生労働省）】

化して進行のスピードを食い止めたり、予防意識をもっていただきたいのです。

そのような思いから、私自身も内科医、歯科医、そして「眼科専門医」という医療のプロへの取材を重ね、本書を作成しました。

「専門医」とは、医師免許を取得した後、診療を規定の年数行い、そのうえさらに認定試験を受けて合格した医師に与えられる、より高度な資格です。

つまり治療の最前線にいる超一流の医師たちに、私がみなさんのかわりとなって質問させてもらい、その答えを1冊にまとめたのが、この本というわけです。

だから、どのような状態にある方も、安心してお読みください。

私が医師たちにまで話を聞いて、理解をして書いた本ですから、わかりやすく、手軽で続けやすいことは間違いありません（笑）。

また本書の目玉は体験者さんの声です。

眼圧リセットを試した方々に取材をして、ご紹介できることになりました。

これほどうれしいことはありません。

参考にしていただけることが、きっと書かれてあるはずです。

もちろん、視力でお悩み、お困りの方に、大量の文字を読んでもらって目を疲れさせてしまっては本末転倒です。ですから、できるだけ大きな文字を使い、イラストも可能な限りシンプルに、わかりやすくしました。

日常の小さなストレスもできるだけ減らしたほうが、目にとってはよいからです。

「眼圧リセット」といっても、難しいことは何もありません。

本書が目をいたわるきっかけ、暮らしを見つめ直していただくきっかけになれば幸いです。

清水ろっかん

目次

眼圧リセットで緑内障を遠ざける方法を1冊にまとめました。

保存版

緑内障にまつわるさまざまな検査

第1章

緑内障ってどんな病気？

クイズ｜緑内障の新常識！

第1章では「緑内障とは何か」、お伝えしていきます。
その内容を、よりスムーズに理解していただきたくて、クイズをご用意しました。
難しいかもしれませんが、次の問題について考えてみてください。
答えは、「はい」か「いいえ」の2択です。書き込んでいただいてもかまいません。

問題 ①
緑内障と白内障は、病名のとおり、よく似ている？
（はい・いいえ）

問題 ②
緑内障は、治療次第で「見え方」をもとに戻せる？
（はい・いいえ）

問題 ③
眼圧は、年間を通してほぼ一定している？
（はい・いいえ）

問題
④
緑内障は、
まったく遺伝しない？
（はい・いいえ）

問題
⑤
眼圧が正常なら、
緑内障にはならない？
（はい・いいえ）

問題
⑥
日本人の目は、
もともと緑内障になりにくい？
（はい・いいえ）

問題
⑦
緑内障は、
「強い近視」とは無関係？
（はい・いいえ）

クイズの正解発表

では、正しい答えをご紹介しておきましょう。
答えはすべて「いいえ」です。

新常識 1

緑内障と白内障は、
まったく異なる病気です。

新常識 2

緑内障は治療をしても「見え方」は戻せません。ただし、
その進行の速さは食い止められます。

新常識 3

眼圧は、年間を通して一定していません。
さらに言うと、１日のうちでも変動しています。

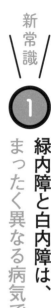

新常識 4
すべてではありませんが
「緑内障が遺伝する」というケースもあります。

新常識 5
眼圧が正常でも、緑内障になることはあります。
それを正常眼圧緑内障と呼びます。

新常識 6
日本人は、もともと
緑内障になりやすい目をしています。

新常識 7
緑内障は、「強い近視」と
深い関係があります。

右の〝新常識〟を読み、驚いたり意外に感じた方もいらっしゃることでしょう。
この新常識は、いったいどのような意味があるのか。
ここから一緒に、理解していきましょう！　私がわかりやすく説明します。

まずは「緑内障」を理解しましょう

お客様の喜びの声が、何よりの証拠

「緑内障」とは、テレビや雑誌などでもよく見聞きする言葉です。

その患者様の数は多く、なんと「40歳以上では20人に1人、60歳以上では10人に1人以上」が緑内障といわれています。

実際、東京・高円寺にある私のサロンにも緑内障の患者様が来院されることが増えています。なかには鳥取県や滋賀県から通われている方もいるほどです。

それは2021年に出版した『眼圧リセット』の影響もあるでしょう。とはいえ、そんな事情を差し引いても「緑内障の方は、やっぱり多い」と肌身で感じています。

さて、問題はここからです。

緑内障と診断されて治療中だったり、その可能性があると医師に告げられた人が、「骨格矯正士」である私のサロンを、なぜ訪れてくださるのでしょうか？

「もし緑内障を食い止めたり、進行を遅くしたりしたいのなら、眼科に通って治療を受ければよいのでは？」

そう不思議に思いませんか。

もちろん眼科に通い、点眼薬をさす治療などをきちんと続けている方が大半です。

私だって、そうおすすめしています。

[緑内障患者数の推移]

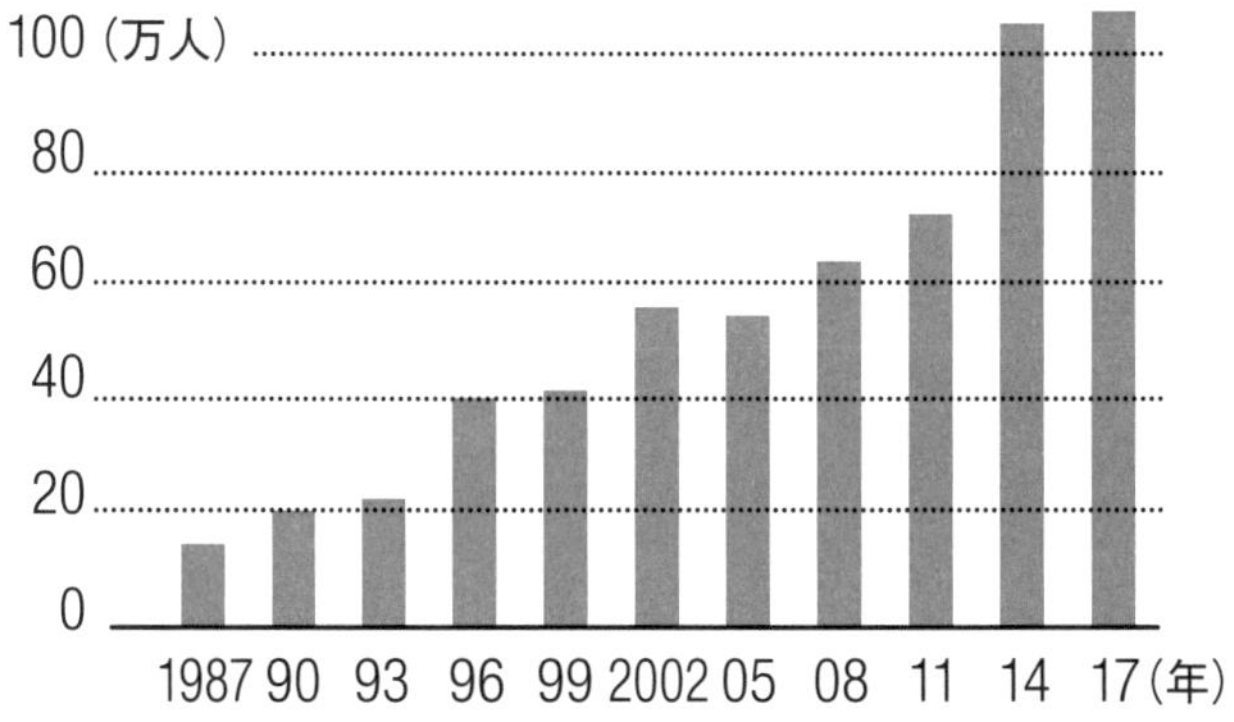

医療機関で確認できた患者数だけでも爆発的に増え続けています。

出典／令和２年患者調査 傷病分類編（傷病別年次推移表）厚生労働省政策統括官を改変

ですが、通院とあわせて私のサロンにも通ってくださる理由。

それは『眼圧リセット』をしたあとに眼圧が下がったと、本人が実際に体験されているからです。

その喜びがあるからこそ、わざわざ私のもとに通ってくださるのです。

このようなお客様の実例が、『眼圧リセット』が有益であることを証明してくれています。

放射線専門医、眼科専門医も認めた眼圧リセット

その代表例として、ある医師の実例をご紹介しましょう。

（本書でお伝えするお客様の事例は、すべてご本人の了承をいただいています）

その医師は鈴木恵子さんといいます。

現在76歳。55歳まで東京女子医科大学放射線科の助教授として務め、２００1年からご主人が開業された阿佐谷すずき診療所という病院で副院長をされ、現在は息子さんらの代となり、顧問として活動を続けておられます。

鈴木先生は20年来、つまり55歳の頃から緑内障を患ってこられました。

あるとき、私の『眼圧リセット』を知り、本のとおりに実践することを1年半ほど続けたところ、かかりつけの眼科医・杉田孝子先生（杉田眼科）に「眼圧が下がってきたね」と言われたそうです。

そんなことから鈴木先生は「私には眼圧リセットが効いた」と確信してくださったわけです。

また、鈴木先生は「放射線科専門医」という資格もお持ちです。

そのお仕事の具体的な内容とは、患者さんの画像を読影すること（読み取ること）。各診療科の医師から依頼されたX線の写真やCT、MRI、超音波検査などを読み取り、伝えるわけです。

鈴木先生のご専門は、主に頭、首、あご、顔という「頭頸部《とうけいぶ》の読影」だったそうです。

そのようなこともあり、私の『眼圧リセット』の本にある図を見て「ろっかんさんは、よく理解している」「ろっかんさんの施術は医学的に見ても理屈に合っている」とほめてくださいました。

またうれしいことに、鈴木先生のかかりつけ医である杉田孝子先生も、「眼圧リセットは効くね」と太鼓判を押してくださったそうです。

さらにうれしいのは、鈴木先生が私のサロンに来てくれたのは『眼圧リセット』をおひとりで実践し、効果を実感されたあと、という点です。

つまり鈴木先生は『眼圧リセット』を私に対面で教わることなく、自力で行い続けた結果、眼圧を下げることに成功されたのです。

ということは、私のサロンにわざわざ足を運んでいただかなくても、**誰でも本を読むだけで『眼圧リセット』が叶う、**ということになります。

これは、年齢を重ねた方や、お忙しい方にとっては朗報でしょう。

誰でも、いつでも、どこでも再現できる。

実際に、私のサロンで施術を受けていただかなくても、効果を実感してもらえる可能性がある。

発案者として、これほどうれしいことはありません。

目の仕組みを知ることも大事

前にお伝えしたとおり、鈴木先生は頭頸部にまつわる画像を読み取ることが、ご専門でした。

当然のことながら、頭部の解剖図などは見慣れていらっしゃいます。

頭頸部の構造やその特徴についても、もちろんよくご存じです。

ですから『眼圧リセット』でご紹介している図を見ても「だから効くのだな」とすぐに理解ができるわけです。

鈴木先生のように体の仕組みについて知っていると、不快な症状や問題を遠ざけやすくなります。

それは「やってはいけないこと」や「やったほうがよいこと」がわかるからです。

少なくとも「体の仕組みをまったく知らない人」よりは、対処がしやすくなるはずです。

そもそも「知らない」ということは、不安や恐れを招きやすい状態です。

だから体の仕組みを積極的に「知る」ことが大事なのです。

誤った妄想をせずに済みますし、余計な心配や不安とも無縁でいられます。

もちろん、これを読んでくださっているあなたは、くわしいところまで理解する必要なんてありませんよ。

だって、ほとんどの方は医療の専門家でないでしょうから。

とはいえ、ある程度の知識をもっておくことで、緑内障を遠ざけられる可能性はうんと高まります。

ですから「病気の話は難しい」という思い込みなんて捨てて、緑内障について少しずつでも知っていきましょう。

私がサロンで向き合ってお話をするように、わかりやすく解説をしていきますから大丈夫です。

緑内障と白内障は、まったく違う病気です

ここからは、今回、相談に乗っていただいた河本立徳《こうもとたつのり》先生から聞いた話を織り交ぜてお話ししていきます。

河本先生は「ルクスアイクリニック代々木上原」という東京都渋谷区のクリニックで、院長を務められています。

医師免許取得後、慶應義塾大学病院や聖路加国際病院（聖路加）での初期・後期臨床研修を受け、聖路加の眼科の病棟長を経て開業されたという、非常に優秀な先生です。

新進気鋭のお医者さんですが、私たちのようなシニアの一般人の気持ちをよくくんで、わかりやすく解説してくださいました。

河本先生がまず話してくれたのは、「緑内障」と「白内障」を取り違えたり、混同している人が多いという問題です。

たしかに、「緑内障」と「白内障」という病名はよく似ています。

ただ、この2つはまったく異なる目の病気です。

白内障とは、その名前のとおり、黒目の中にある透明のレンズである「水晶体」が白く濁ってしまう病気のこと。

主な原因は加齢です。しかし糖尿病やアトピー性皮膚炎、紫外線、ステロイド剤なども白内障を招く大きな原因になります。

また白内障の患者さん全体の約85％を65歳以上の高齢者が占めています。

そして80代になると、ほとんどの方が白内障になるといわれています。

一方、本書のテーマである**緑内障とは、日本の失明原因の第1位である目の病気です。**

見えない部分が現れることで、視野が欠けてしまいます。

主な原因は、眼圧の上昇による視神経の障害、近視や遺伝などです。

進行するにつれ、視野が欠ける範囲が広くなっていきます。


そして、この2つの最大の違いといえば「視力を取り返せるかどうか」という問題でしょう。


白内障は、手術を受けることで視力を取り戻すことができます。

手術そのものは程度にもよりますが、平均して10分ほどで終わる比較的安全性の高い手術で、多くの病院で日帰り手術が可能です。

そう聞くと、なんだかほっとしますよね。


でも、緑内障は視野を失ってしまう病気ですが、失った視野を改善するような手術は存在しません。

症状がそれ以上進行しないように、その状態を保つことが精一杯なのです。

そこで、眼圧をコントロールする点眼薬を毎日さしたり、定期的に検査をするというわけです。

ですから、まずは「緑内障と白内障は、まったく別の病気」と意識をしてくださいね。

もし、緑内障と白内障の区別がつきにくい場合。

「白内障＝生卵が目玉焼きの白身の部分のようになる状態」と覚えてみてください。

白内障とは、黒目の中の透明レンズである「水晶体」が白く濁ってしまう病気です。

この水晶体は、その３～４割がタンパク質からできています。

健康な状態でタンパク質が規則的に並んでいるときは、そのタンパク質は生卵の白身のように透明なのですが、年齢を重ねたり、紫外線を浴びたり、糖尿病になったりすると、タンパク質が崩れて白くなってしまうのです。
つまり、なんらかの影響を受けるとタンパク質の性状が変わり白く混濁してしまうのです。

目玉焼きをつくるときのことを思い出してみてください。
白身に火が通ると、透明から白く変わりますよね?
それは熱が加わることで、タンパク質の性状が変わってしまうのです。
白内障が起こる仕組みも、それと似ています。
透明の白身が白く変わるように、透明の水晶体が白く濁ってしまうわけです。

アメリカ人が「緑内障」と「白内障」を混同しない理由

ここまでで、緑内障と白内障の違いは、なんとなくご理解いただけたと思います。

「目が白く濁る病気」という意味で「白内障」という名前については覚えやすいかもしれませんが、「緑内障」については、たしかに覚えにくいですよね。

多くの方が、混乱してしまうのも無理はありません。

しかし、これは日本人ならではの現象です。

アメリカにも「緑内障」「白内障」は存在しますが、これらは混同されていません。

なぜなら、双方の名前が似てはいないからです。

「白内障」は「cataract」（キャタラクト）といいます。

「私は白内障の手術をした」と表現する場合は「I had cataract surgery.」となります。

一方、「緑内障」はglaucoma（グラウコーマ）といいます。

「彼女の右目が緑内障と診断された」と表現する場合は「She was diagnosed with glaucoma in her right eye.」となります。

「キャタラクト」と「グラウコーマ」、印象がまったく異なりますよね。

それに、病気の症状や治療法も異なるわけですから、この2つが混同されることはめったにありません。

それは、病気そのものへの正しい理解につながります。

ですから、予防もよりしやすくなるというわけです。

このようなアメリカの事情について、河本先生は理想的だと指摘されていました。

「正しい理解が広まるように、今からでも『緑内障』『白内障』という名前を変えてほしいですね」

たしかに私もそう思います。

「内障」は仏教用語？

また河本先生は「内障」という言葉が仏教用語であるとも教えてくださいました。「内障」とは古い仏教用語で「煩悩など心の内部の障がい」「心を悩ます欲望」を意味します。

やがて「心を悩ます欲望をもった悪い目」を「内障眼」と呼ぶようになり、やがて「目の中の病気」を指すようになったとされています。

そして白内障は「白く濁った目の中の病気」ということで、「白内障」と呼ばれるようになりました。

同じ理屈でいくと「緑内障は、目が緑に見える病気」ということになりますが、実際はそうではありません。

ではいったいなぜ「緑」という字があてられたのでしょうか。

それについては、諸説があります。

「この病気で失明したヨーロッパの患者の眼球が、緑色に見えたことに由来する」

そんな古い説が存在します。

定説は「眼圧が上がって角膜がむくんだ目に光を当てると緑がかって見える」ことから「眼圧が高い状態=緑内障」と名付けた、という説です。

（実際、緑内障は瞳の色の変化などないまま進行することがほとんどです。瞳の色から自己診断を試みることなど、絶対にやめてくださいね。色の変化どころか、痛みや充血といった症状もまったくないまま進行する点が緑内障のこわいところです）

そして、さらにややこしいのは、「黒内障」という目の状態もあることです。

これは、片方の目が一時的に真っ暗になり視力を失いますが、短時間で回復して完全に元に戻るという状態を指します。

原因は、血管のつまりです。

しかし、この病態になった目を見ても、異常は何も認められません。いつもと同じ「黒」です。

そこで「黒内障」という名前がつけられたようです。

まとめると、日本においては**緑内障、白内障、黒内障と「内障」とつく目の病気は3つも数えられる**ことになります。

お手軽に「内障シリーズ」とまとめたくなりますが、原因は異なります。

それぞれの病気の特徴を正しく理解して、少しでも遠ざけていきたいものです。

症状がないから気づけない、目のサイレントキラー「緑内障」

ここから、よりくわしく「緑内障」について話を進めていきましょう。
いったいなぜ、緑内障になるのか。
その流れについてお伝えしていきます。

緑内障をひとことで言うと、多くの場合は眼圧が原因で「視神経の線維」に損傷が生じて、視野（見える範囲）が狭くなる病気のことです。
「視神経」とは、目から入ってきた情報を脳に伝える神経のことです。

緑内障の治療がもし遅れると、失明に至ることもあります。
症状は、見える範囲が少しずつ狭くなる、というものです。
でもその進行はゆっくりであることが多いです。

また両方の目の症状が同時に進行することはめったにないので、病気が深刻になるまで自覚症状はほぼありません。

つまり、本人が緑内障であると気づくのに時間がかかるため、病院に行って治療を受ける時期がどうしても遅くなりがちなのです。この点がとてもやっかいです。

「症状がないから気づけない」

こんな特徴から、緑内障のことをサイレントキラー（静かなる刺客）と表現する専門家もいるほどです。

緑内障とは「神経の線維が減る病気」

では、緑内障に深く関係している「視神経」について見ていきましょう。

視神経とは、1本の線維というわけではありません。

じつは約100万本もの神経線維が集まった束のようなものなのです。


緑内障になると、この神経線維の数がなんらかの原因で減っていきます。

そのため、視野（見える範囲）のうち、減った線維が担当していた部分が見えづらくなるというわけです。つまり「視野が狭くなっていく」のです。


そもそも、「ものを見るため」にどのように視神経が働いてくれているのか。

わかりやすくお話ししておきますね。

人が「ものを見るため」には、目の中にまず光が入って、目の奥の網膜の上に像を結びます。網膜とは、左の図で濃く青色に塗られた部分です。

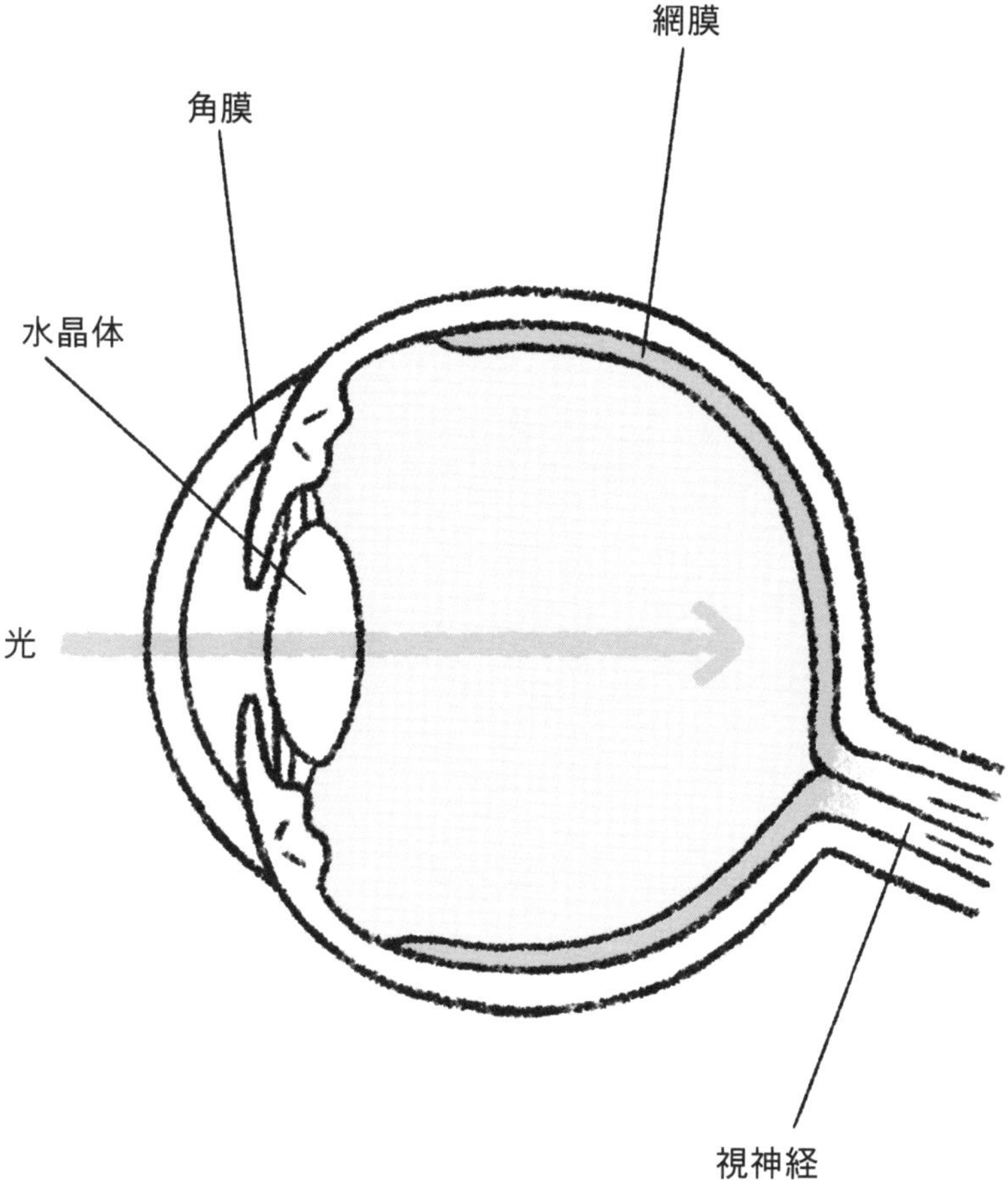
網膜
角膜
水晶体
光
視神経

「網膜剥離《はくり》」という言葉で「網膜」という語を覚えている人が多いかもしれません。

網膜とはお椀のような形をしており、アンテナのような機能をもっています。

目から入ってきた光や映像をアンテナとしてキャッチして、目の後ろのケーブル、視神経を使って脳に情報を運ぶというのが、網膜の大きな仕事です。その網膜には視神経の線維が存在します。

ですから緑内障の発症に、「網膜」は深く関係しています。


また、ものを見るときの流れは次のようになっています。

左の図をご覧ください。

目から入った光や情報によって、網膜の細胞から発生する電気信号が、網膜の神経線維を通って脳に入ります。

そして脳の「後頭葉視覚中枢《こうとうようしかくちゅうすう》」に伝わることで、私たちは「見えた」と感じることができます。

この神経線維が集まったものこそ、目と脳をつなぐ「視神経」です。

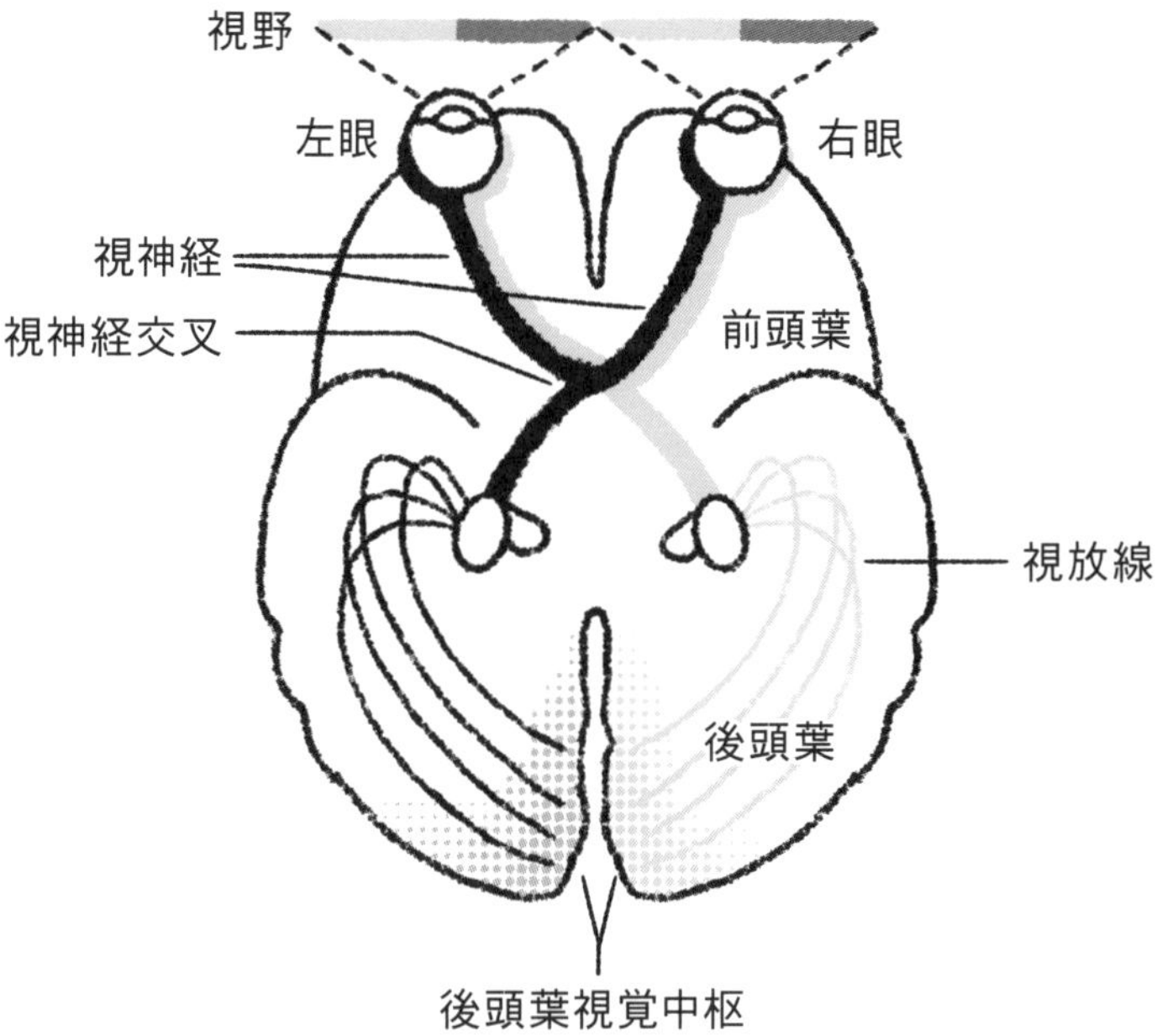

そんな大事な「視神経の線維」がなんらかの原因で損傷され、数が減り、見え方も大きく変わってしまう病気が緑内障というわけです。

「神経が減る」わけですから、体にとっては大変な事態だというのは、納得していただきやすいでしょう。

おどしたいわけではありませんが、いったん傷んだり、減ったりした視神経の線維は、元には戻りません。再生したり、増えたりすることもないのです。

眼圧について、もっと知ってください

眼球が、球体を保ち続けられている秘密

では、視神経線維はいったいなぜ損傷されてしまうのでしょうか。
原因はいろいろありますが、大きな理由のひとつが「眼圧」です。
とはいえ「眼圧」とはいったい何なのか。
ほとんどの方が、その正体をくわしくご存じではないでしょう。
ここから明らかにしていきます。
眼圧とは、その字が表すとおり「眼」、つまり「眼球」の中の圧力のことです。

具体的に言うと「眼の内側から外側にかかる圧力」です。
眼球とはとても精巧にできていて、その球体を常に保つために、目の中では「房水《ぼうすい》」

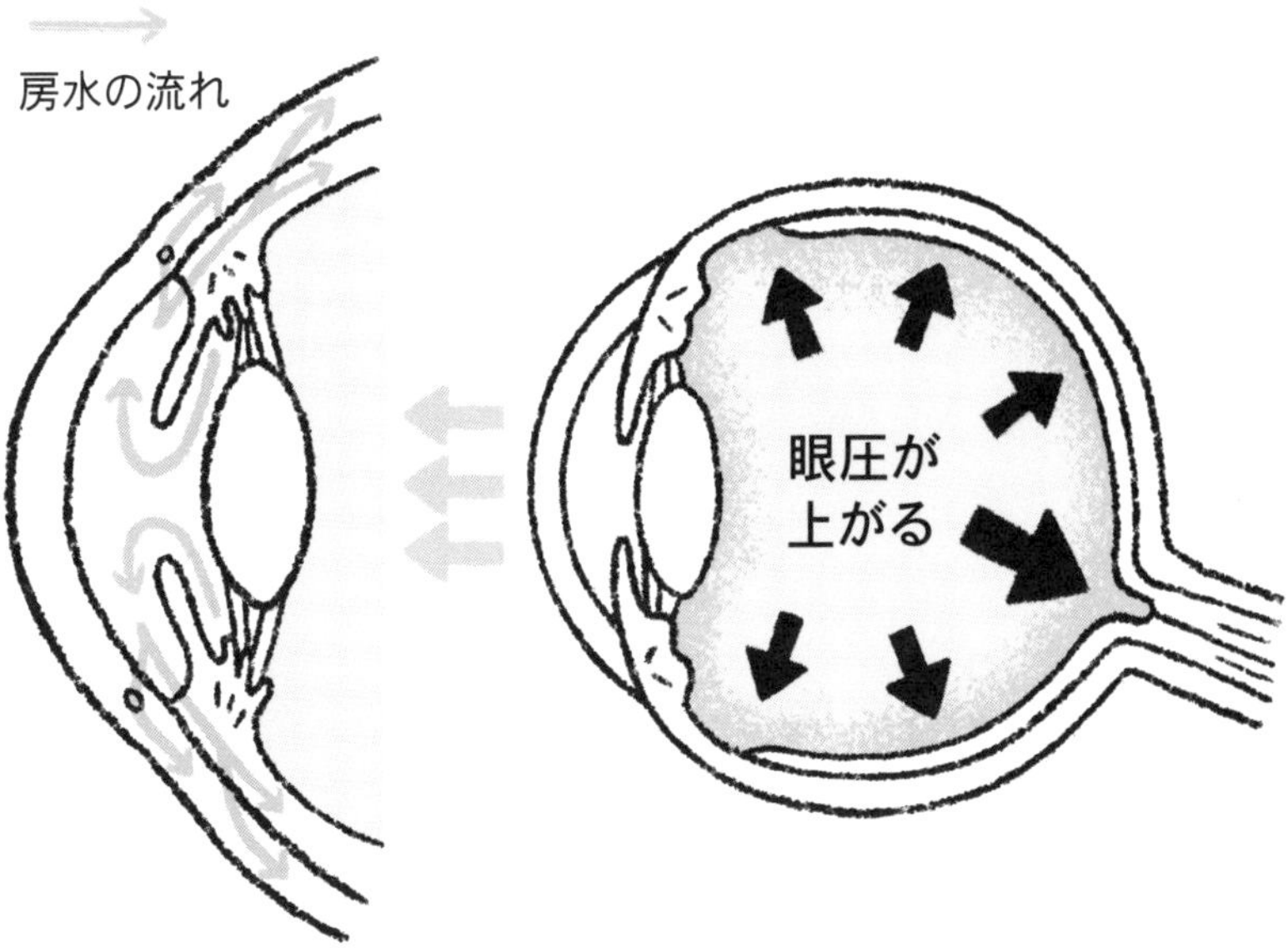

という液体が一定の圧力でたえず循環しているのです。

この「房水」という液体は、球体を保つだけではなく、ほかにも多くの働きをしてくれています。

たとえば目の表面にある「角膜」にまで栄養を届けたり、老廃物を外に出したりしています。

目が健やかなときは、この房水のバランスが一定に保たれ眼圧も安定しています。

でも、なんらかの原因でバランスが崩れると、眼圧は上昇してしまうのです。

房水が増えすぎると、眼の中は張って眼圧が上がります。

房水の排出がうまくいかないときも、目の中にたまるため眼圧が上がります。

ここで「水風船」を想像してください。縁日などで見る、水の入った風船です。

風船に空気を入れすぎると、破裂してしまいますよね。

それとよく似た理屈で、目の中も張ってしまうと眼圧が高くなり、危険なのです。

視神経を圧迫するのは「視神経乳頭」の凹《へこ》み

目の仕組みを、よりくわしく見ていきましょう。

ここで覚えていただきたい、名前があります。

多くの方にとってなじみがない言葉でしょうが、目の大事なパーツなのです。


それは「視神経乳頭《ししんけいにゅうとう》」という部分です。

視神経が一本の束に集まって、眼球の外に出て行く部分を指します。

下の図で言うと、丸で囲った部分です。

この部分は、ご覧になっていただくとわかるとおり、神経が急に直角に曲がっています。だからもろい部分だと考えられています。

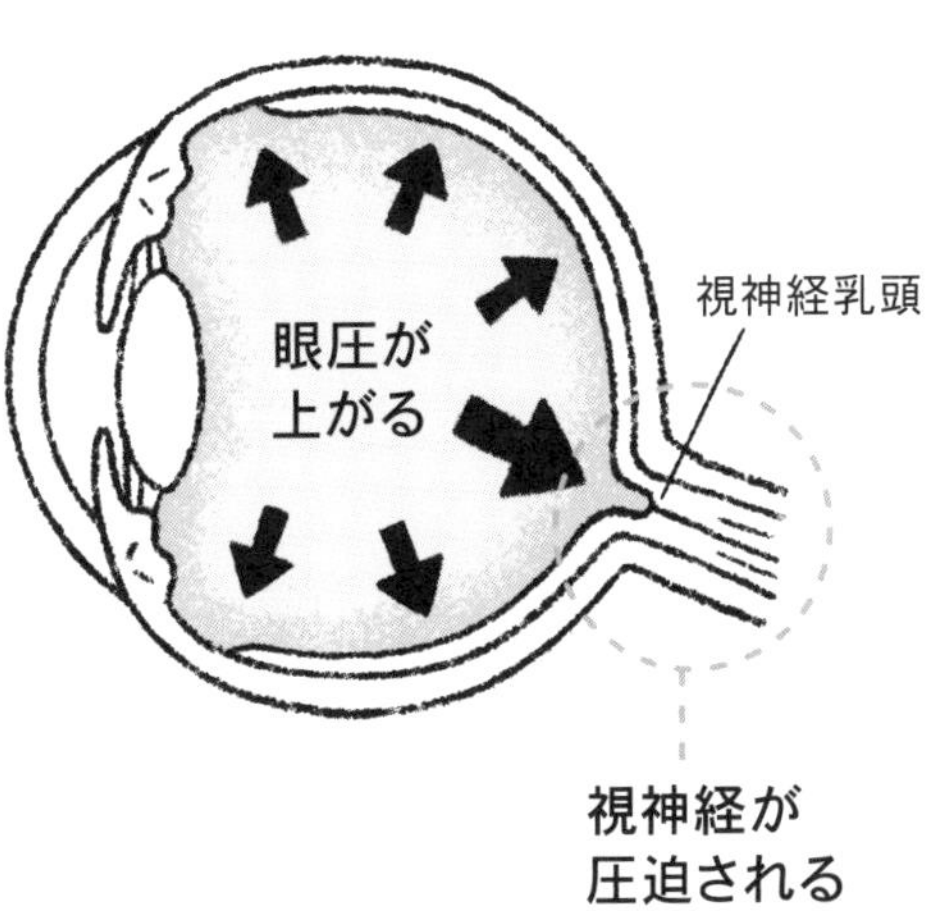

また視神経乳頭の中央部分は少し凹んでいます。
なぜなら、視神経が多く集まっているため、厚みが増しているからです。

この凹みのことを「視神経乳頭の陥凹《かんおう》」と呼びます。
（この陥凹の程度は個人差が大きく、ほぼないという方もいれば、生まれつき陥凹が大きい方もいらっしゃいます）

その凹みの度合いが標準的なレベルよりも大きい場合は「視神経乳頭陥凹拡大」といわれます。
その凹みが生まれつきであることも、ありますが、
気をつけたいのは、その凹みが眼圧の上昇により大きくなったというケースです。
眼科検診などで「視神経乳頭陥凹拡大」「視神経乳頭の異常」などとして指摘されることがよくあります。

それらは「眼圧の上昇による悪影響」であることが、珍しくありません。

もしかすると、本書をお読みのみなさんのなかにも、このような指摘をされたことがある方がいらっしゃるかもしれませんね。

とはいえ、不安になりすぎることはありません。

「視神経乳頭陥凹拡大」と指摘された人のすべてが「緑内障の治療がすぐに必要」というわけではないからです。

（眼科を受診すると、さまざまな検査を受けて、その結果を照らし合わせ、総合的に緑内障かどうかが診断されます）


もし、眼圧の上昇により視神経乳頭の陥凹が大きくなっている場合。

それはどのような状況なのか、お話ししますね。


眼圧が高い状態が続くと、「視神経乳頭」に負荷がかかります。

すると視神経乳頭が大きく凹むように変形し、視神経が圧迫されます。

結果、視神経の神経線維が傷みます（神経線維そのものの厚みが薄くなります）。

そして、その神経線維が果たしている役割が、おろそかになります。

つまり、目で見た情報を脳にうまく伝えられなくなるわけですから、その神経線維が担当する視野（見える範囲）が見えなくなっていきます。

ですから視神経を圧迫しないよう眼圧を正常に保つことは、とても大事なのです。

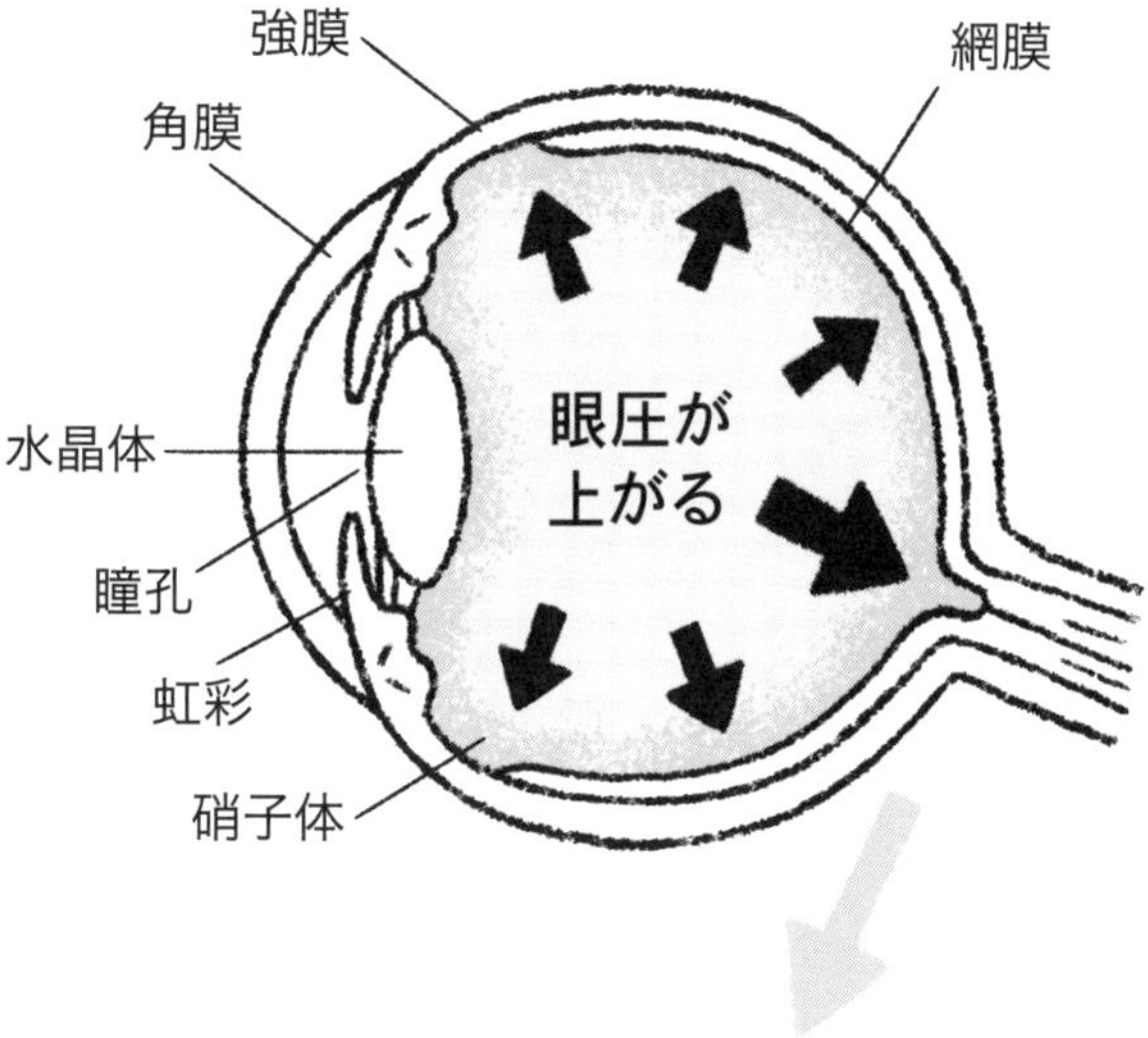

視神経乳頭陥凹拡大

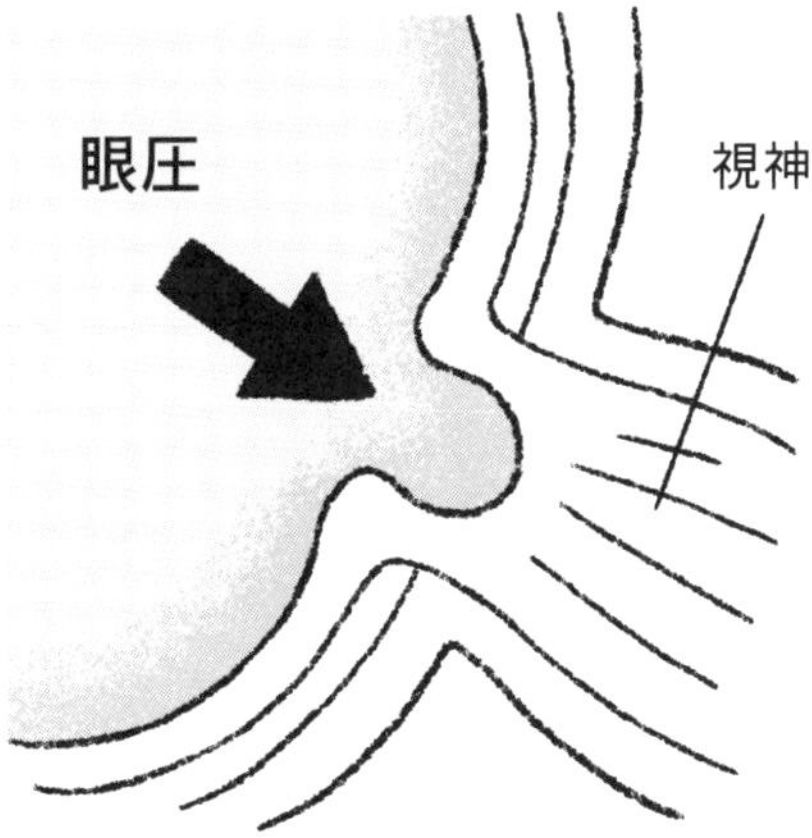

眼圧が高い状態が続くことで視神経乳頭が凹み、神経線維の厚みが薄くなる

眼圧が正常値でも、緑内障になることがある？

どれくらいの眼圧が正常なのか

では、いったいどれくらいの眼圧がいいのでしょうか。

「ちょうどいい眼圧」の目安として、正常値が定められています。

見慣れないかもしれませんが、「mmHg」（ミリメートル水銀柱）という単位で表されます。

血圧の単位と同じですね。

日本人の場合、眼圧の正常値は「10〜21mmHg」とされています。

眼圧が、この域より上昇すると、視神経が圧迫され傷つきやすくなる可能性が高まります。

誤解しないでいただきたいのですが、21mmHgを超えたら、すぐに「緑内障」になってしまうということではありません。

また、ここが大事な点なのですが、正常値の域内でも緑内障を発症する可能性は十分あります。

（それについては、あとでくわしくお話ししますね）

そして覚えておいてほしいのは「眼圧は変動をしている」ということです。

眼圧とは、いつも一定なわけではありません。

[どれくらいの眼圧が正常なのか]

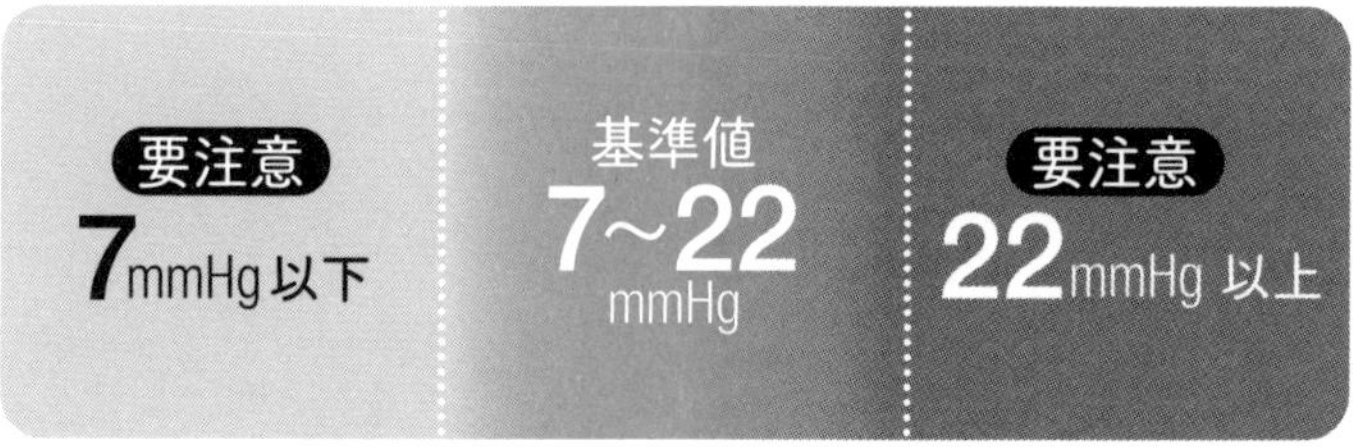

日本人の眼圧は10 ～ 21mmHg が
正常値とされています。

たとえば1日の中でも、常に上がったり、下がったりを繰り返しています。

なかには、1日の中で5mmHgほど変動することも珍しくありません。

このような「日内変動」の仕方には個人差がありますが、一般的には自律神経の影響で「朝のほうが夜よりも、眼圧は高くなりやすい」とされています。

また「季節変動」にも気をつけてください。

1日の中だけではなく、年間を通してみても、眼圧は変動します。

[眼圧の季節変動]

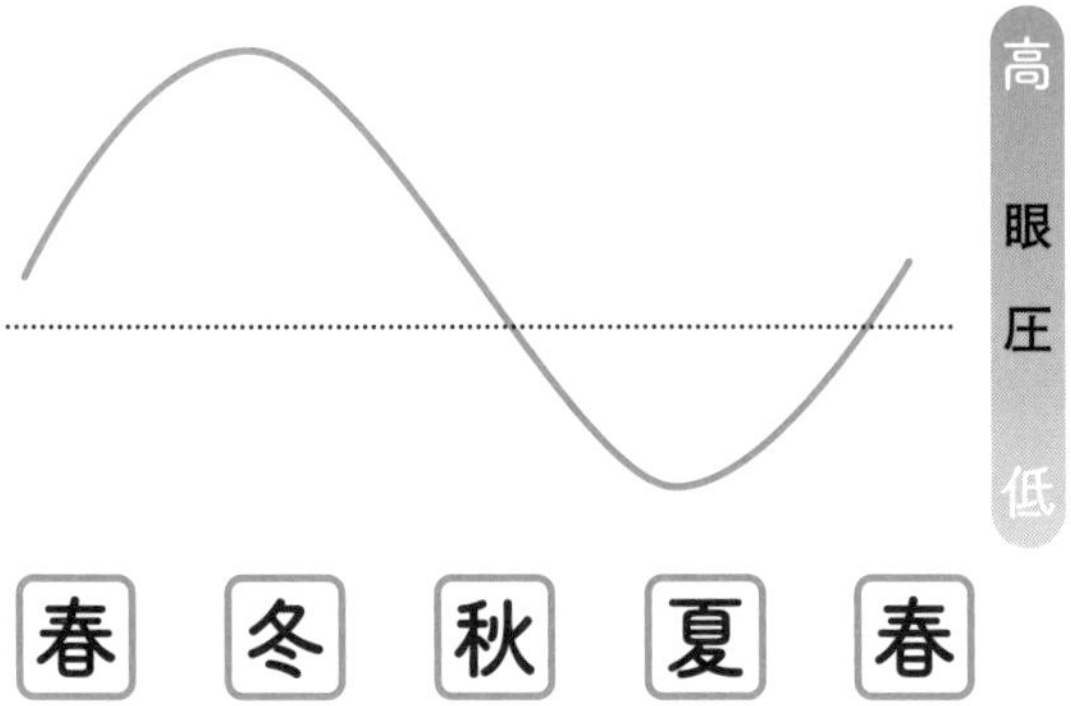

眼圧は1日の中、また季節によっても変動することが知られています。

眼圧の変化を年間を通して見た場合、体液量との関係が深いとされています。

たとえば冬場は、夏よりも汗をかきづらくなります。

それは、体液量をためこみやすい、ということです。

体液量が増えると、眼圧は高くなります。

つまり、冬場のほうが夏場よりも眼圧は高くなりやすいのです。


とはいえ、季節変動にも個人差はあります。ですから**眼圧の上昇が気になる人は、こまめに検査を受け、医師の診断をあおぐことがとても大事**なのです。


気をつけてほしいのは「**眼圧の変動は、血圧の変動とは無関係**」ということです。

これも多くの論文で指摘されている事実です。

たとえば「血圧が下がったから眼圧も下がっただろう」などと自己判断をして、眼科での治療を勝手にやめてしまうのは、絶対によくないことです。

正常値でも緑内障になるって本当？

ここまでで「高い眼圧が緑内障を引き起こす原因である」と、ご理解いただけたと思います。

さらに一歩、踏み込んでお話ししていきましょう。

これは特に日本人に特有の傾向なのですが……。

眼圧が正常値の範囲でも、緑内障になる例も多いのです。

そのような緑内障を「正常眼圧緑内障」といいます。

「いったい、どういうこと？」と不思議に思いますよね。

この事実は、2000年から2001年にかけて、岐阜県多治見市で行われた大規模な調査によって明らかになりました。

その調査の結果、日本人の緑内障の約7割が「正常眼圧緑内障」だったのです。

［正常眼圧タイプ緑内障と高眼圧タイプ緑内障］

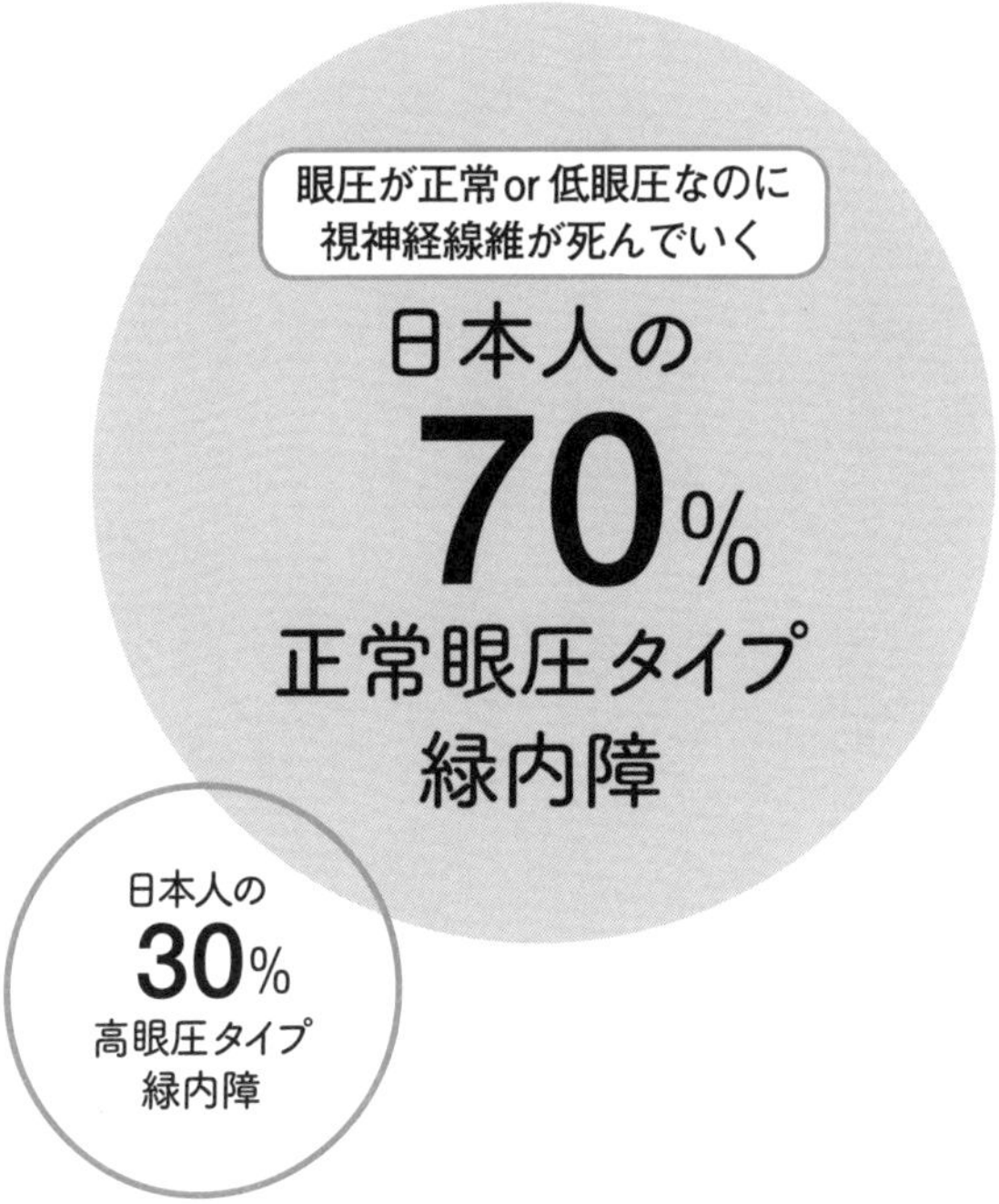
眼圧が正常or低眼圧なのに
視神経線維が死んでいく
日本人の
70%
正常眼圧タイプ
緑内障
日本人の
30%
高眼圧タイプ
緑内障

眼圧が正常値の範囲でも緑内障になる
例も多く、これは日本人に特有です。

出典／日本緑内障学会多治見疫学調査（多治見スタディ）総括報告

おさらいをしておくと、緑内障の典型的なパターンは「眼圧が21mmHgを超えて上昇した場合、視神経線維が圧迫され、緑内障が発症する」とお伝えしました。

しかし実際は、眼圧が正常（20mmHg以下）でも緑内障の患者さんは数多くいるのです。

その原因は、3つあります。

1つ目は、**緑内障の発症に遺伝が関係していることがある**からです。

緑内障と遺伝との関連は、まだはっきりとはわかっていません。

ですが、血縁者に緑内障になった方がいる人は、そうでない方に比べて発症しやすいという傾向があります。

誤解しないでいただきたいのは、正常眼圧緑内障の原因の1つとして、「遺伝性」のものもあるという意味です。

血のつながった家族や親戚に緑内障の方がいるからといって、必ずしも緑内障になるわけではありません。

2つ目は、日本人には「もともと視神経線維が弱い」という特徴があるからです。

そもそも眼圧への視神経線維の抵抗力が弱いほど、緑内障は発症しやすくなります。日本人は、欧米人にくらべると視神経線維の抵抗力は弱い傾向があります。（もちろん個人差はありますが、おおむね「弱い」といえます）

そのため、眼圧が正常でも緑内障になりやすいのです。

3つ目は、「近視が強い人は緑内障になりやすい」という傾向があるからです。

その主な原因のひとつとして「視神経乳頭」の変形があります。

人が生まれたとき。神経線維が集まっている「視神経乳頭」は、ドーナツのような丸い形をしています。

でも近視が進むにつれ、楕円形になったり、傾いたり、形がさまざまに変わってしまうのです。

そのため、視神経乳頭が眼圧の影響を強く受け、神経線維が減りやすくなると考えられています。

ですから近視が強い人は、眼圧が正常値でも緑内障になりやすいというわけです。

正常眼圧緑内障こそ、眼圧を下げることが大事

「眼圧が正常値なのに緑内障になるなんて、いったいどうすればいいの」

こんな声が聞こえてきそうです。

たしかに私も最初、そう思いました。

しかし、混乱することはありません。

河本先生いわく「正常眼圧緑内障も、緑内障を発症したときよりも低い眼圧を維持すれば、病気の進行を抑えられることがわかっている」そうです。

まとめておきましょう。

眼圧が高い方がなる緑内障を、高眼圧タイプの緑内障と呼びます。

眼圧が正常の方がなる緑内障を、正常眼圧タイプの緑内障（正常眼圧緑内障）と呼びます。

どちらの緑内障も、確実な治療の方向は「眼圧を下げること」。

ですから『眼圧リセット』を役立ててください。

次の第2章以降でお伝えしていきますね。

眼圧を人と比べても意味がない

ここまでお読みいただいて、もう気づいていただけたかもしれませんが……。

「緑内障を発症するか、しないか」という条件は、「人それぞれ違う」とおわかりいただけたでしょう。

眼圧には「正常値」という概念があるものの、正常値でも緑内障になる方はいらっしゃいます。

つまり、すべての人にあてはまる眼圧の「正常値」は基本的に存在しないのです。

「その人の視神経線維が、眼圧に耐えられなくなったときに、緑内障の発症にいたる」

そう考えるほうがわかりやすいかもしれませんね。

眼圧とは「高すぎないこと」が誰にとっても理想です。

でも、自分の眼圧が「高いか」「低いか」を、ほかの人とくらべても、あまり意味はないのです。

もっと言うと、緑内障の患者さんどうしで、互いの眼圧を聞き合ったり、比べたりしても、大きな意味はないでしょう。

眼圧を考えるときは、絶対的にではなく、相対的にとらえる姿勢が大事です。

つまり、「今の眼圧」が「治療前の眼圧からどれだけ下がったか」という考え方が大事です。

眼圧の「下げ幅」に注目していきましょう。

眼科で治療を受けると、「緑内障をそれ以上進行させないための眼圧」を設定することになります。

それを「目標眼圧」と呼びます。

実際、その値は患者さんによって違う値になるのが普通です。

正常眼圧緑内障の患者さんの大部分は、**眼圧を治療前から20％〜30％下げると視野**

が狭くなるのを抑えることができるとされます。

たとえば治療前の眼圧が、
24㎜Hgだった人は17～19㎜Hgへ。
20㎜Hgだった人は14～16㎜Hgへ。
16㎜Hgだった人は11～13㎜Hgへ。
12㎜Hgだった人は8～10㎜Hgへ。
このような具合です。

実際には、治療前の緑内障の程度により目標眼圧は個別に設定されることが多いようです。

いずれにせよ、「眼圧を下げる」という目標がストレスにならないよう、工夫を楽しむことが大事かもしれませんね。

［目標眼圧］

眼圧下降 20～30％

治療前の眼圧（mmHg）		目標眼圧（mmHg）
24	▶	17~19
20	▶	14~16
16	▶	11~13
12	▶	8~10

第2章

実践！眼圧リセット

「眼圧リセット」が、なぜ大好評をいただいているのか

理由① いつでも、どこでも、道具も着替えもナシで、すぐできるから

第1章では「緑内障」と、緑内障と関係する「眼圧」についてお伝えしました。
眼圧が正常な人でも起こりうる、手ごわい病気「緑内障」。
それが、日本人の場合は特にかかりやすいとは、なんとも衝撃的な事実ですよね。
とはいえ、希望はまだまだ残っています。

緑内障は、習慣次第で遠ざけることができます。
緑内障と診断されていない方は、もちろん可能。
「すでに治療中」という方も、病気の進行の速度を抑える効果は期待できます。

そのために努力する方向は、明らかです。

今より少しでも眼圧を下げること。

もしくは「眼圧がそれ以上に上がらない」ようにすればいいのです。

そこで、ご紹介したいのが「眼圧リセット」です。


「すでに眼科に通って治療をしている」という方は、医療の力も借りながら「眼圧リセット」も習慣化してみてください。


「眼圧リセット」は、誰でも、いつでも、どこででも。

ほかの人や道具などの力に頼らず、気軽に行うことができます。

マラソンやウォーキングに出かけるときのように、着替える必要もいりません。

そんな手軽さが多くの方の心をつかみ、私が考案した『眼圧リセット』はおかげさまで15万部のベストセラーとなったのでしょう。

理由② シンプルだから

前作の『眼圧リセット』では合計6つのマッサージをご紹介しました。

理想は、フルコースで行っていただくという形です。

もちろん忙しいときなどは、特にやりたいものを重点的に選んでいただいてもかまいません。

この「6つ」という数には「多すぎなくてちょうどよい」という声を多数いただきました。

たとえば岡山県の歯科医師・本郷弘先生（71歳）も、そのお一人です。

本郷先生は、『眼圧リセット』の約3か月の継続で、眼圧を17〜18㎜Hgから13〜14㎜Hgにまで下げられました。

「マッサージの種類が6つだけだから、継続して結果を出せました」

こんな言葉をいただいています。

本郷先生は歯科医師ですから、歯や健康にまつわるさまざまなメソッドを、患者さんにおすすめされることがあるそうです。

ただ、それを実践して、習慣化してもらうのは「至難の業」。

「人間が日常的にできるのは7つまで、とよく言われますが、実際そのとおりですね」とおっしゃっています。

ですから今回も、本に載せるマッサージの数は「6以下」ということを強く意識しました。

このあと図解でわかりやすくお伝えしますが、定番編と発展編で各3つずつ、合計6つのマッサージをご紹介します。

定番編の3つは、毎日少しずつでも続けていただくことが理想です。

どのマッサージも、合計で約1分を目安に行ってください。

1分間続けて行っても、15秒を4回行っても、どちらでも大丈夫です。

理由③　気持ちがいいから

眼圧リセットの大きな特徴は、自分の「手のひら」を使って行う点です。自分で行うわけですから、かける圧の強さも自由に調節ができます。肌を傷つける心配もありません。

この安心感は大きいものです。

眼球を誤って触ることのないよう、ゆっくりと、自分のペースでマッサージをしてみましょう。


気持ちよく行うコツは、痛みをできるだけ少なくすることです。

わずかな強さでもかまいません。
4、5秒もしないうちにすぐやめてしまうのではなく、圧をかけ続ける「持続圧」を目指してください。

また、よりリラックスして行うために、**入浴中の浴槽の中で習慣化するというのもおすすめです。**

全身の血流がよくなっているので、一層高い効果を期待できます。

岡山県の歯科医師・本郷先生も、入浴時に「眼圧リセット」を習慣化されているお一人です。

「お風呂で眼圧リセットを行う際は、腕を固定するとき、湯舟のはしにひじをつければちょうどいいですよ」

そんな感想をいただいています。

このように多くの感想を読ませていただいていると、「気持ちよさ」というのは物事を習慣化するうえで、とても大事な動機になるのがよくわかります。

「気持ちいいというだけで、人は続けやすくなる」

そんな大原則を教えてくれたのが、患者の小栗幸子さん（仮名・53歳）です。

小栗さんは、もともと強度近視の方です。

眼圧が少し高めということで、主治医と相談のうえ点眼薬の治療を開始されたそうです。

ところが、自覚症状は何もない。

それに加えて、点眼薬をさすのは非常に面倒くさい……。

そんな事情があり、1年間ほど点眼薬をさすのをやめられていました。

その頃『眼圧リセット』を書店さんでたまたま見つけ、実践し、私のサロンにも通って眼圧リセットを習慣にし始めたのです。

それから「点眼薬の治療も続けてはどうか」という私の提案も取り入れてくださるようになりました。

その結果、1年も経たないうちに眼圧が14㎜Hg（正常値内）にまで下がりました！

印象的だったのは、「眼圧リセットをしたあとは、気持ちがいい。かすみ目が治ってはっきりと見えるようになる」

そんな小栗さんのお言葉です。

このように、人は前向きな変化を実感できると「もう少し続けよう」という意志が湧いてくるようにできているのです。

ほかにも大勢のお声をいただいています。

追ってご紹介していきますね。

眼圧リセットを行うときの注意点

■肌や頭皮を傷つけないよう、爪を立てずに行いましょう。

「母指球《ぼしきゅう》（手のひらの親指の付け根のふくらみ）を当てる」など、それぞれのマッサージの仕方を正しく守って実行してください。

■自分が「気持ちいい」と感じる力加減で行うのが鉄則です。

頑張りすぎて強く押したりもんだりすると、痛みで体が緊張してしまい、逆効果になりかねません。

■『眼圧リセット』とは、一般の人が自分で行うセルフケアです。

他人に行うと力加減が弱すぎて十分な効果が出なかったり、

強すぎて事故を招く可能性もあります。

■効果には個人差があります。

■頭痛や発熱など、明らかに体調が悪いときは中止してください。
妊娠中は念のために行わないようにしてください。

■頭痛や首などに強い痛みや外傷、炎症がある方や、
なんらかの治療を受けている方は、
始める前に主治医に相談をしてください。

落ちて後退しがちな眼球を、理想の位置へ

眼《がん》窩《か》上げ

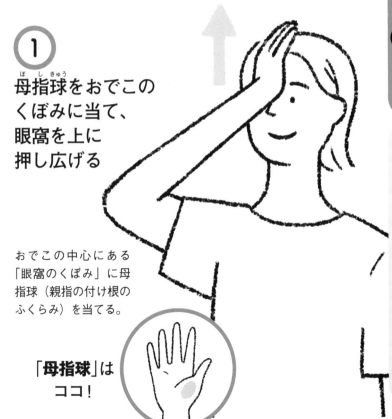

①

母《ぼ》指《し》球《きゅう》をおでこのくぼみに当て、眼窩を上に押し広げる

おでこの中心にある「眼窩のくぼみ」に母指球（親指の付け根のふくらみ）を当てる。

「**母指球**」はココ！

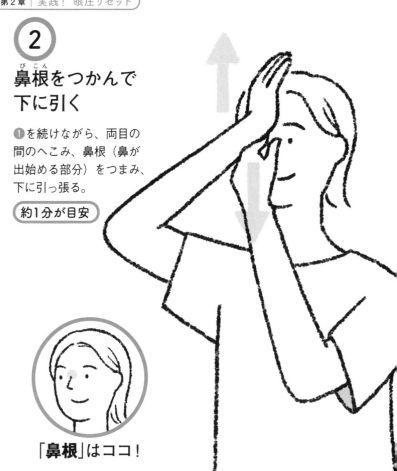

② 鼻根《びこん》をつかんで下に引く

❶を続けながら、両目の間のへこみ、鼻根（鼻が出始める部分）をつまみ、下に引っ張る。

約1分が目安

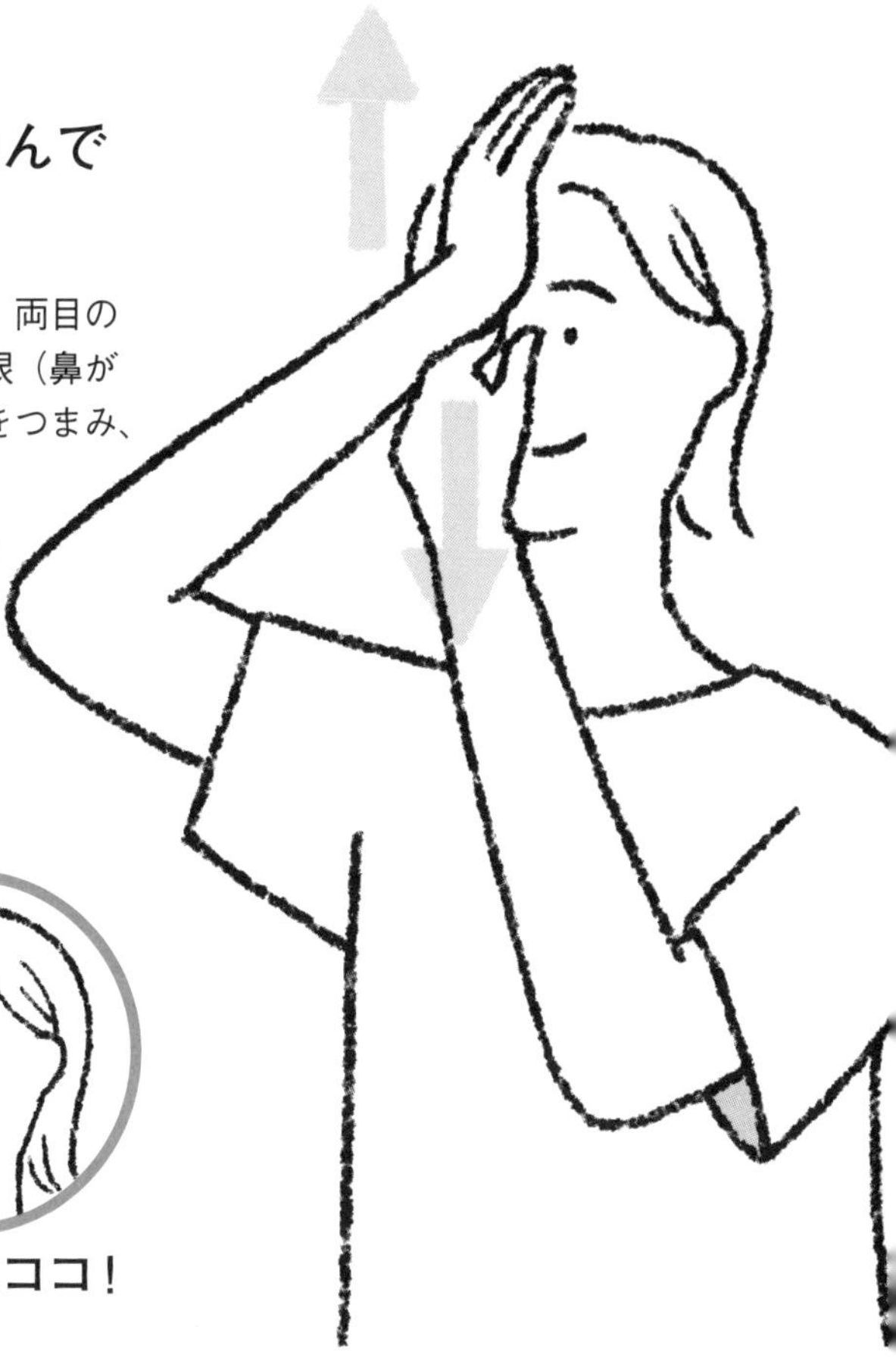

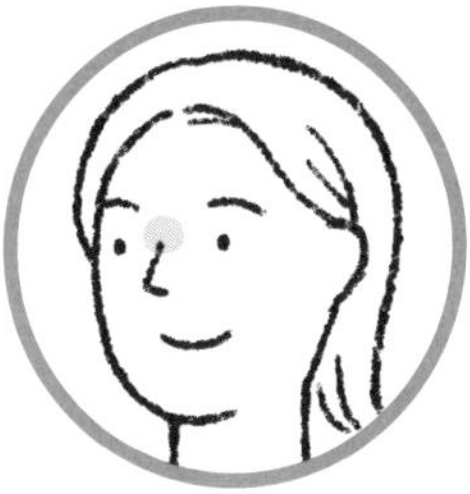

「**鼻根**」はココ！

POINT

上下、正反対の方向に力をかけることで、鼻骨が前に浮かび上がる。つられて眼球も前に出てくる。できるだけ強い力で引っ張り合うのがコツ。

外に開いた頬骨を、
中に入れる

頬骨上げ

①

母指球を当てる頬骨の
位置３点を確認する

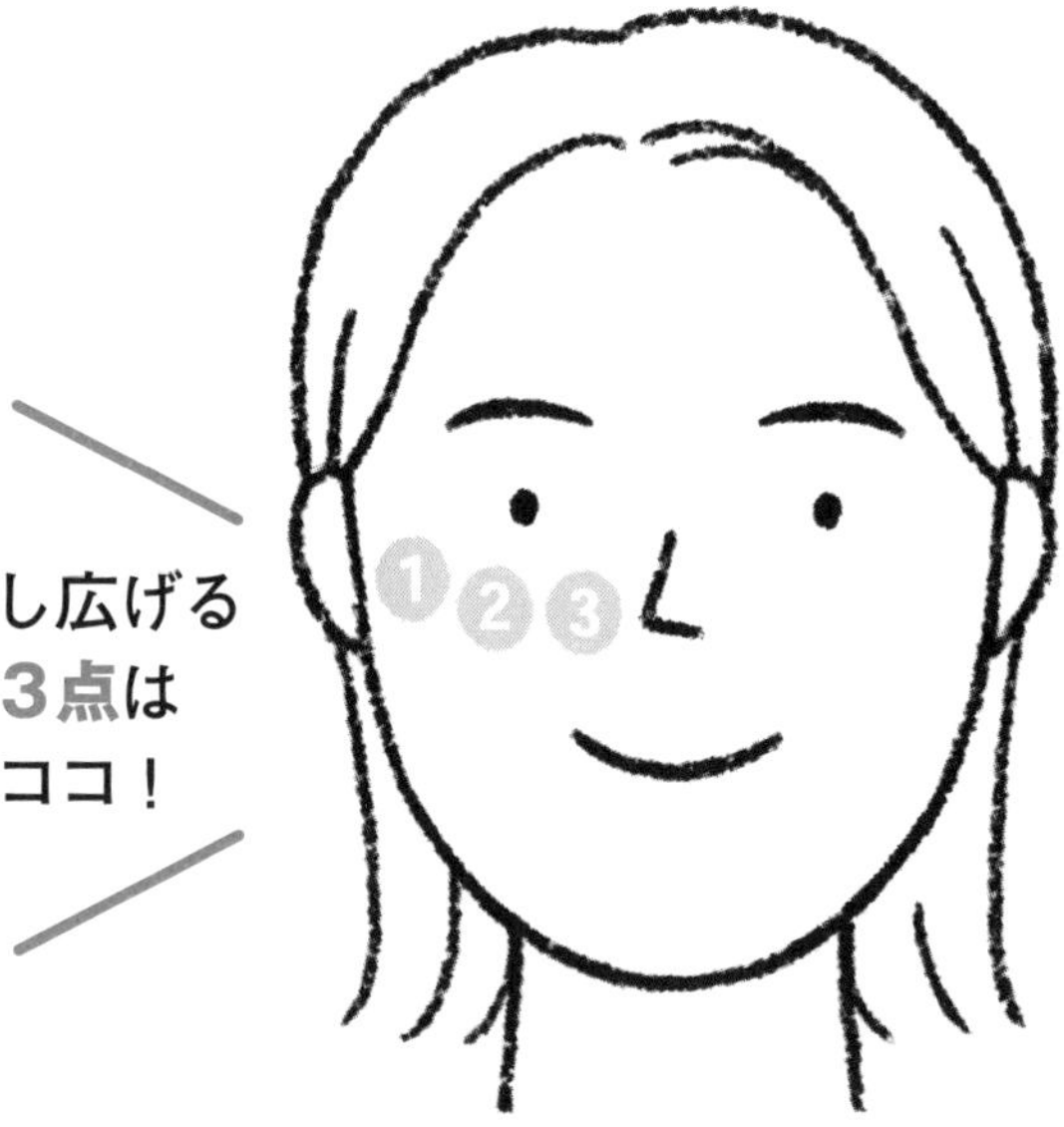

②

母指球を頬骨に当て、3点を順に、上へ押し広げる。同時に、逆の手で後頭部を前に押す

頬骨の外から1点目、2点目は上方向へ、3点目はななめ内側へ押す。

合計1分が目安

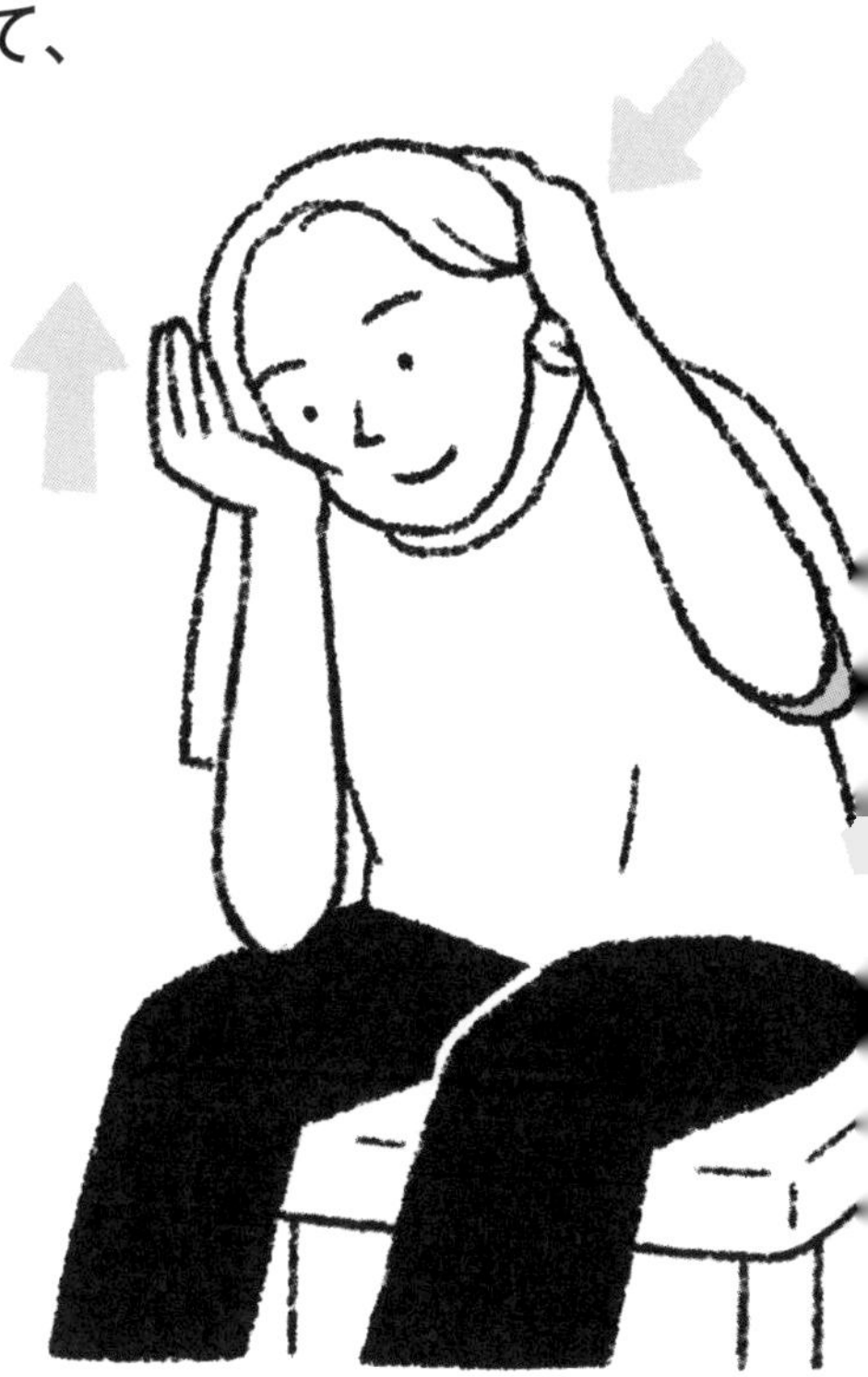

POINT

3点にそれぞれ10秒間、まずは1セット押すのがおすすめ。特に痛みなどがなければ、1点につき20秒まで延ばしてよい。頬骨が中に入ることで、歯の噛み合わせまで改善される。

こめかみから
蝶形骨を立て直す

蝶《ちょう》形《けい》骨《こつ》矯《きょう》正《せい》

①

両手の付け根をこめかみに当て、
力を込めて内側に押し込む

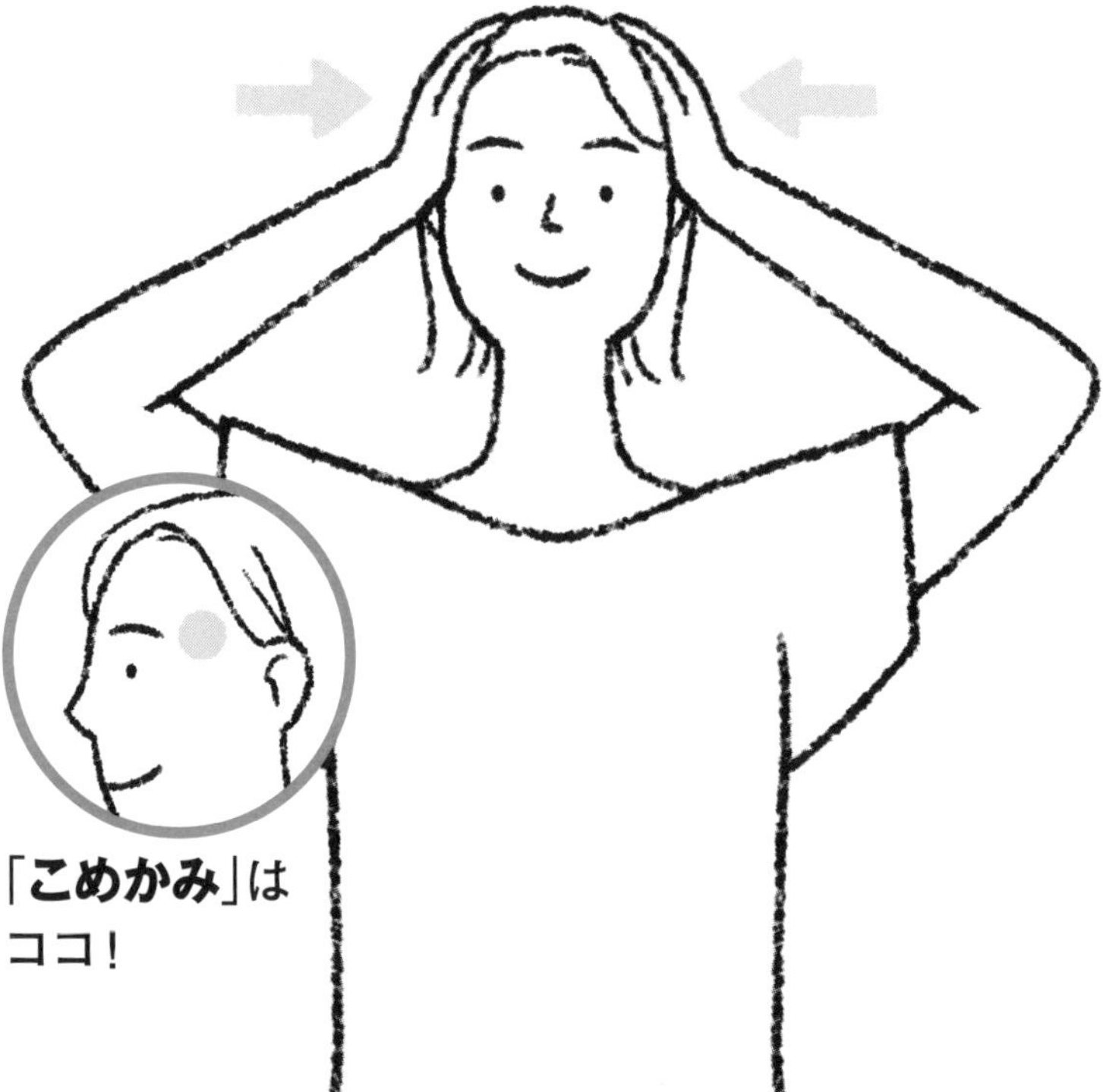

「**こめかみ**」は
ココ!

②

両手をそのまま前方に押し出す

目が縦長になるような気持ちで。

合計1分が目安

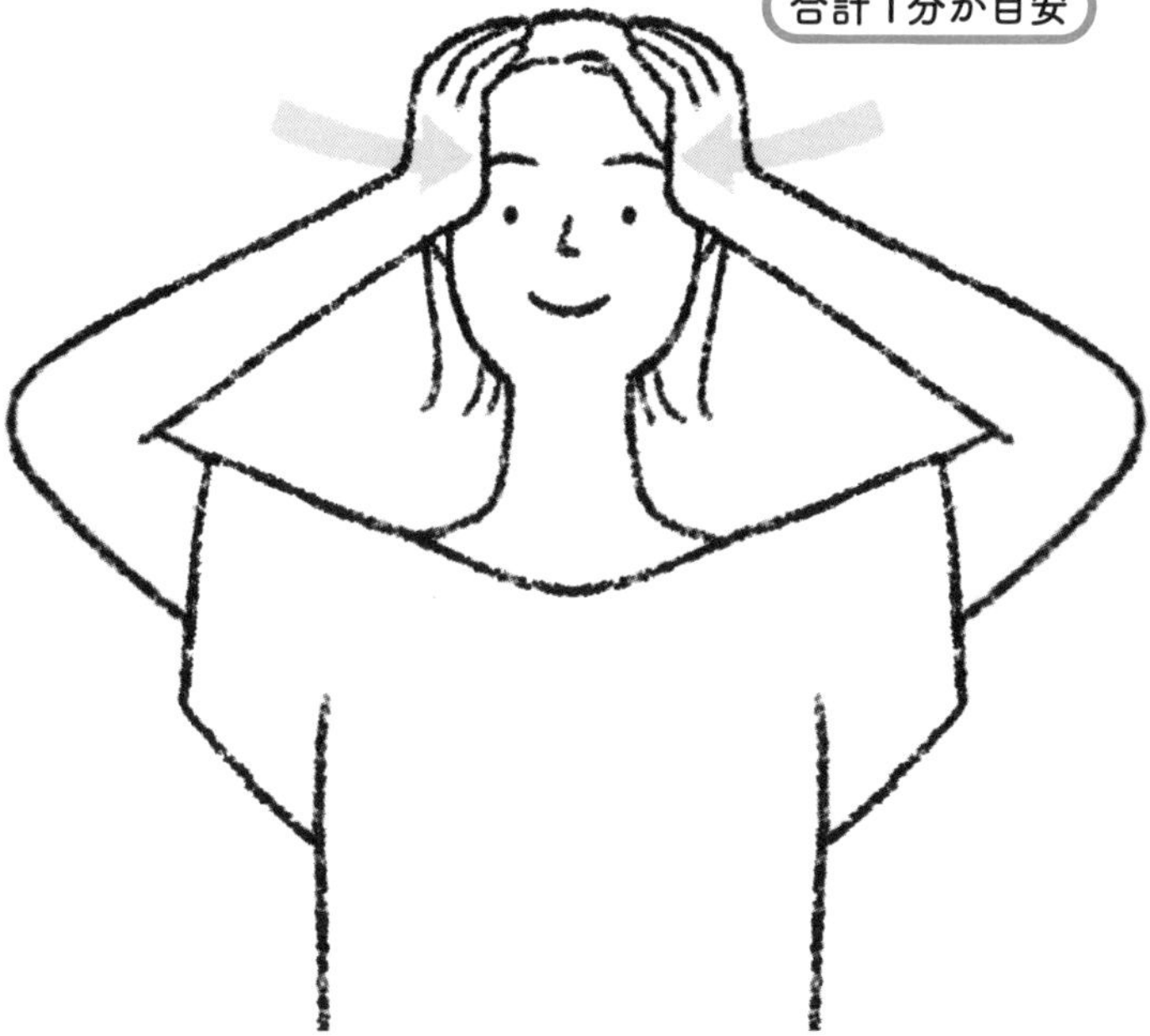

POINT

こめかみの近くは、多くの骨が集まる大事な場所。頭蓋骨を内側から支える「蝶形骨」の両端も、ここにある。こめかみに心地よく圧をかけると、ゆがんで広がった頭蓋骨が引き締められ、整う。

眼圧リセットが効く理由

目ではなく「頭蓋骨」全体に働きかける

3つの「定番マッサージ」に取り組んでいただいて、いかがだったでしょうか。

「前作の『眼圧リセット』よりも、やりやすく、気持ちよく、効果が出やすく、続けやすい」

そんな目標を掲げて開発した、頭蓋骨に働きかけるマッサージです。

この「定番マッサージ」で圧をかけるところは、次の3か所です。

1つ目は、眼窩（眼球を入れるポケットのこと。「眼窩骨」ともいう）。

2つ目は、頬骨。

3つ目は、蝶形骨（頭蓋骨を内側から支える骨）。

これらは、いずれもすべて「頭蓋骨」に含まれる、一部です。

「え？ 頬骨って、顔の骨だと思っていた」

そんなふうに意外に感じる方も多いでしょう。

たしかに「頬骨」というと顔面のイメージが強いかもしれません。

でも視点をちょっと引いて考えてもらうと、頭蓋骨の一部です。

まずはそこから、意識を変えてみてください。

目とは「〝顔面〟という〝平面〟についている球体」ではありません。

それよりも「頭蓋骨という立体的な骨についている〝眼窩〟というポケットに収まっている球体」だととらえてください。

ですから頭蓋骨そのものが少しでもゆがんだり広がったりすると、球体のポケット

「眼窩」の位置が下がったり、眼窩そのものが狭くなったりしてしまいます。
すると、その影響で目がくぼんだり、目が小さくなったりします。

さらに言うと、眼窩が狭くなることで眼圧は高くなり、つられて血流まで悪化し、視神経まで圧迫されかねません。
その結果、当然の流れですが、緑内障も発症しやすくなるというわけです。

このように頭蓋骨を矯正することで「眼窩の位置が下がる⬇眼圧が上がる」というマイナスの循環を改善するのが「眼圧リセット」のねらいです。

「眼圧リセット」は小顔矯正術の副産物？

とはいえ、このような頭蓋骨の話を聞いて、驚かれる方もいるかもしれませんね。
学校では教えてくれない話ですし、一般的に広まっている話でもありません。

私がよくいただくのは次のようなご質問です。
「頭蓋骨に働きかけるメリットに、ろっかん先生はなぜ気づけたのですか？」

こんな疑問をもたれるのは、ごもっともです。
それは『眼圧リセット』が生まれた理由でもあるので、ここでくわしくお話ししておきましょう。

私が頭蓋骨に注目するようになったきっかけは、美容を目的とした小顔矯正の施術でした。

もともと私は骨格矯正を専門とする体の治療家です。

スポーツで負傷した方や、運動のパフォーマンスをより高めたい方など「健康面の効果」を求める方に向けて施術を行っていました。

ですがあるときから、ボディケアや小顔矯正など「美容面の効果」を求めるお客様も増えていったのです。


「健康面の効果」を求める整体と、「美容面の効果」を求める整体。

この2つが重複する部分は、たしかに大きいものです。


たとえば、健康のために「腰痛を解消する施術」をすると、同時にヒップアップも叶うことがあります。

「美容面の効果」も、副次的な効果として得られるのです。


健康のために「呼吸をしやすくなる施術」をすると、肺が広がり心肺機能も上がり、同時にバストアップも実現することがあります。

「美容面の効果」も、副次的な効果として手に入るのです。

要は「健康面の効果」も「美容面の効果」も、全部つながっています。

そして健康面の効果を求める「眼圧リセット」が生まれたのは、美容効果を求める「小顔矯正」からでした。

今のように、「小顔矯正」が広まっていなかった時代。

私の考案した「小顔矯正術」は大人気となり、サロンには多くの芸能人のみなさんが通ってくださったほどでした。

それは、「小顔矯正」という名前ではありましたが、厳密にいうと「頭蓋骨の矯正」でした。

つまり頭蓋骨のズレを元に戻したり、くぼんだ目鼻を前に出したり、あごを引っ込めたりして、顔を立体的にするという施術です。

「とにかく小顔に見せたい」

「目をぱっちりと見せたい」

「鼻をすらっと高く見せたい」

このようなご要望を叶えるために小顔矯正を行うと、なぜか首や肩のこりが解消したり、頭痛が改善したり、目の見え方がよくなったり……。

つまり美容目的で施術を受けたのに、「予期せぬ健康効果が得られた」。

そんな驚きと喜びの声をいただくようになったのです。

なかには「検査をしたら、明らかに視力がよくなっていた」という声まで聞くようになりました。

それが2010年頃の話です。

いったいなぜ小顔矯正で目の見え方がよくなるのか。
視力がアップするのか。
その理由は、すぐにはわかりませんでした。
でも研究を重ねるうちに、頭蓋骨と目の見え方の関係に気づいたのです。
それは大まかにいうと、次のような流れです。

①加齢などで目の周りの筋肉がゆるむ
②頭蓋骨の一部である眼窩（骨）が下がる
③眼窩が狭くなる
④目がくぼんだり、目が小さくなる

これらを治すために眼窩を広げることが、眼圧を調整していることにつながっていたのです。

うれしくなった私は、頭蓋骨についての学びをさらに深めました。

文献を読むだけでなく、多くの医師や治療家にも取材を重ねてきました。

そこで私が吸収した知識や知見を、ここからみなさんにもシェアしていきます。


『眼圧リセット』を初めて知った」

そんな方にも、わかりやすくご説明いたしますね。

「すでに出ている『眼圧リセット』本を読んだから、もう知っている」

そんな方も、復習のつもりで読み進めてください。

前の本には掲載していない事柄も数多く盛り込んでいますので、楽しんだり、お役に立てていただけるはずです。

頭蓋骨について知りましょう

そもそも、頭蓋骨とは動いたりゆがんだりするもの

ここから、頭蓋骨の構造について、わかりやすくお話ししていきます。
そもそも大前提として、「頭蓋骨」とは1つの大きな骨ではありません。合計28個の骨が、まるでジグソーパズルのように組み合わさってできたものの総称です。ですから、それぞれのパーツがもとの場所から移動したり、傾いたり、ゆがんだりするというわけです。

もちろん、そんな状態を私たちが自覚することはまずありません。よほど慣れていないと、外から肉眼で見ただけでは気づけないからです。

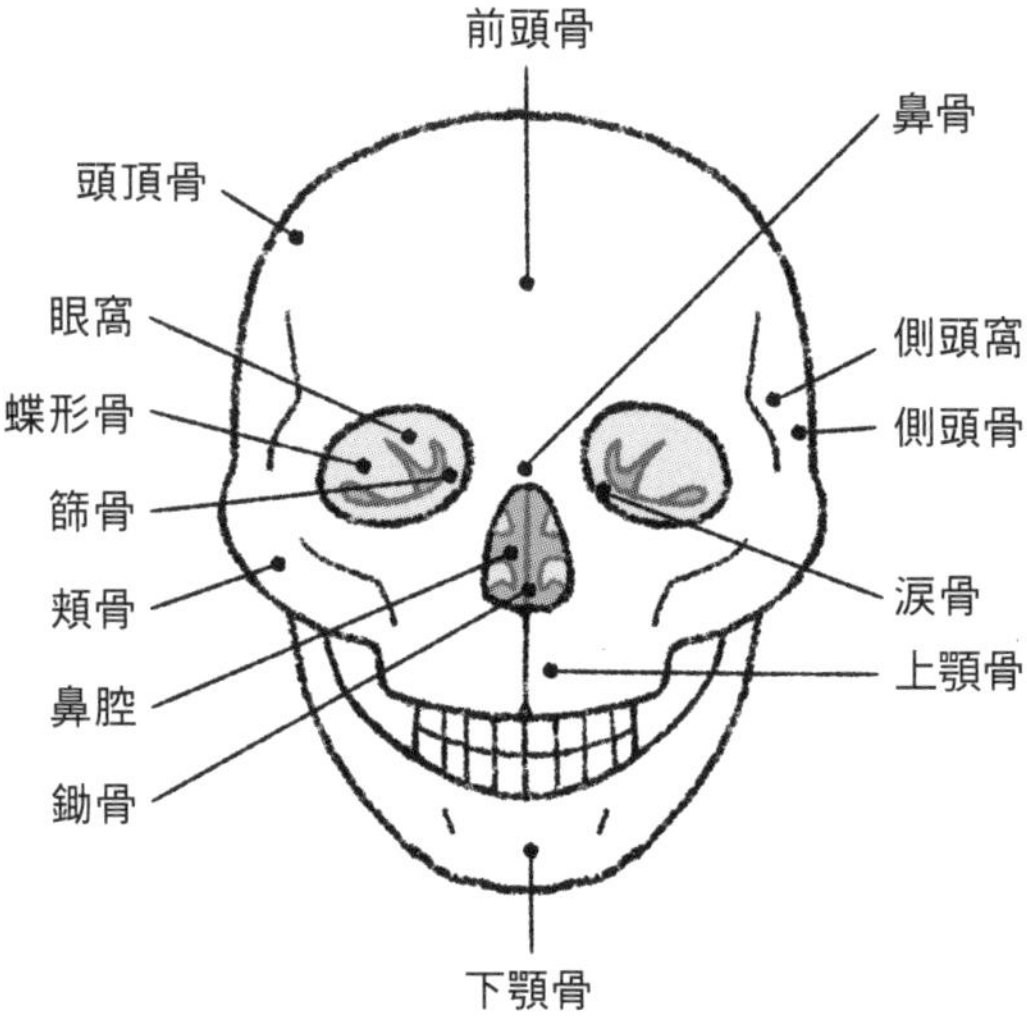
前頭骨
鼻骨
頭頂骨
眼窩
側頭窩
蝶形骨
側頭骨
篩骨
頬骨
涙骨
上顎骨
鼻腔
鋤骨
下顎骨

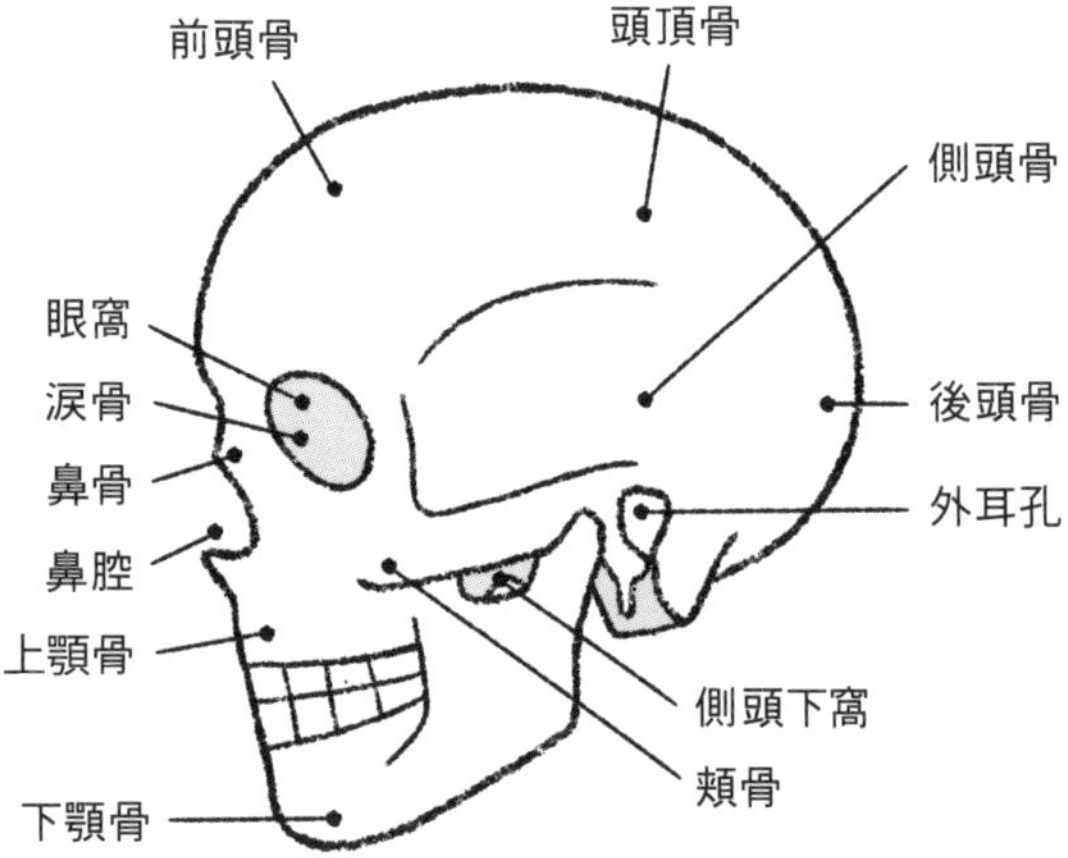
前頭骨
頭頂骨
側頭骨
眼窩
涙骨
後頭骨
鼻骨
外耳孔
鼻腔
上顎骨
側頭下窩
頬骨
下顎骨

とはいえ、パーツの位置の変化やゆがみを放置しておくと、顔だけでなく心身に悪影響が及びかねません。

数値でいうと、ほんの数ミリ、いえそれ以下の話です。

「微差にすぎない」と見ることだって、できるかもしれません。

でも、そのような「微差」のせいで、大きな悪影響が出ることもあるのが人体の不思議な点なのです。


たとえば、ほんのわずかにせよ、頭蓋骨のゆがみによって眼圧が高くなってしまう話なんて、その代表例でしょう。

ですから「頭蓋骨はゆがむ」という事実を、あらかじめ知っていただくことはとても大事なことです。

そんな頭蓋骨の性質をよく押さえたうえで、効率よく働きかけるのが『眼圧リセット』というわけです。

頭蓋骨とは、一枚岩の骨ではない

「頭蓋骨」という言葉を聞いたとき、いわゆる「どくろマーク」や、骨格の標本にあるようなヘルメット状の「しゃれこうべ」をイメージする方もいらっしゃるのではないでしょうか。

たしかに、あの「しゃれこうべ」を見慣れていると、頭蓋骨を「1つのかたまり」と連想してしまうのも無理はありません。

頭蓋骨とは、合計28個の骨が、まるでジグソーパズルのように組み合わさってできたものの総称です。

そして、頭蓋骨を構成する骨どうしの間には「縫合《ほうごう》」と呼ばれるすき間があり、ごくわずかな靭帯《じんたい》によってつなぎ止められています。

子どものうちは、この縫合の部分のすき間が比較的広い、ということがわかっています。

大変興味深いことに、脳の成長に合わせて縫合部から骨が拡大していくのです。

やがて大人になり骨も十分に大きくなると、縫合部分はしっかりとふさがり、強固な頭蓋骨がつくられます。なんともよくできた仕組みですよね。


しかし、いったいなぜ、頭蓋骨はそのような複雑な工程を経て「つくられる」のでしょうか？

頭蓋骨が多くの骨によって構成されているのは、脳を保護するためです。

頭蓋骨が、もしなんらかの衝撃を受けた場合でも、骨と骨をつなぐ靭帯が、衝撃を吸収するクッションの役目を果たしてくれるため、脳を守れるというわけです。

その仕組み自体は、大変素晴らしいものです。

とはいえ同時に、デメリットも出てきます。

多くの骨が連結してできているせいで、「ズレやすい」という性質もつきまとってしまうのです。

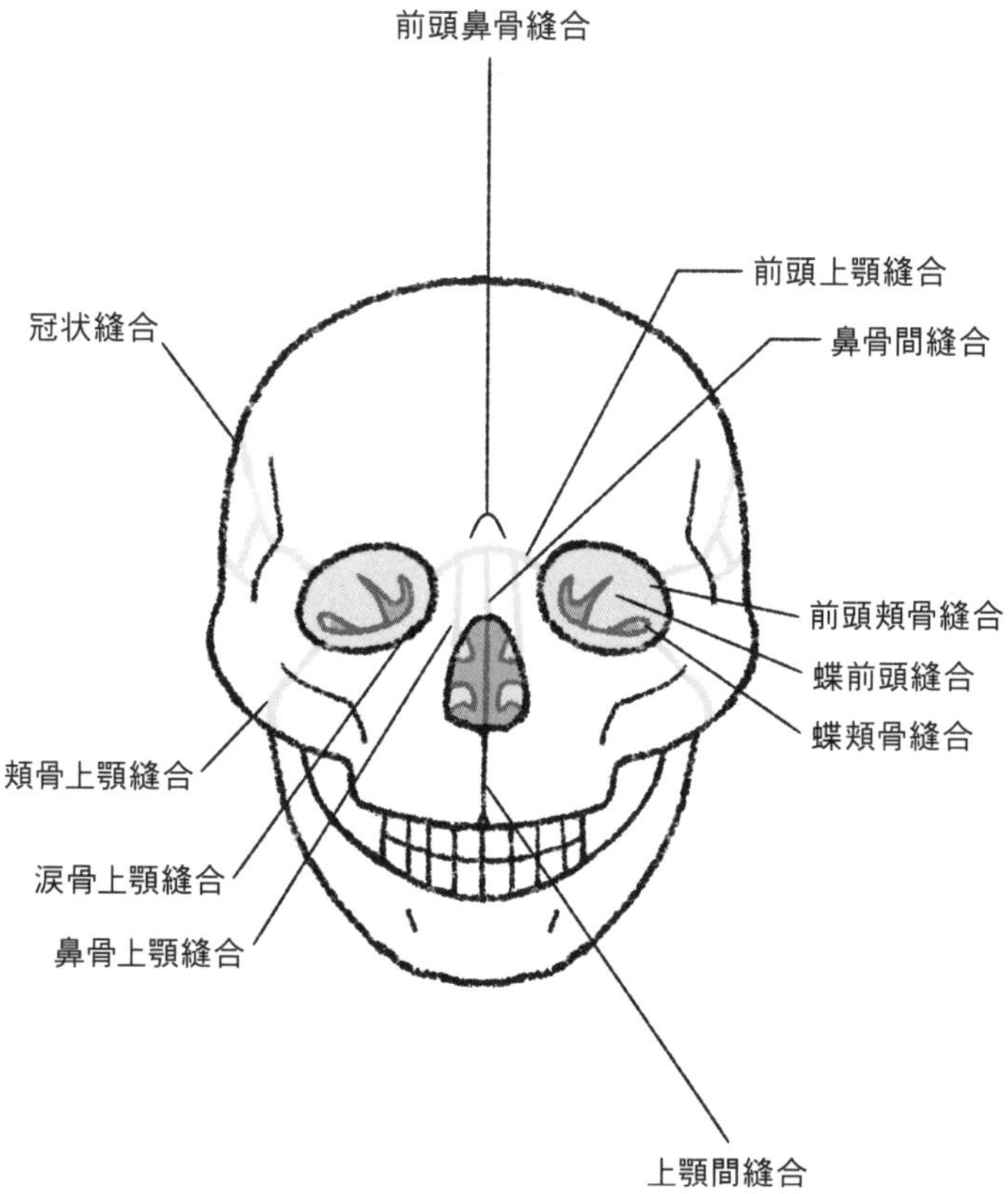

前頭鼻骨縫合
前頭上顎縫合
鼻骨間縫合
冠状縫合
前頭頬骨縫合
蝶前頭縫合
蝶頬骨縫合
頬骨上顎縫合
涙骨上顎縫合
鼻骨上顎縫合
上顎間縫合

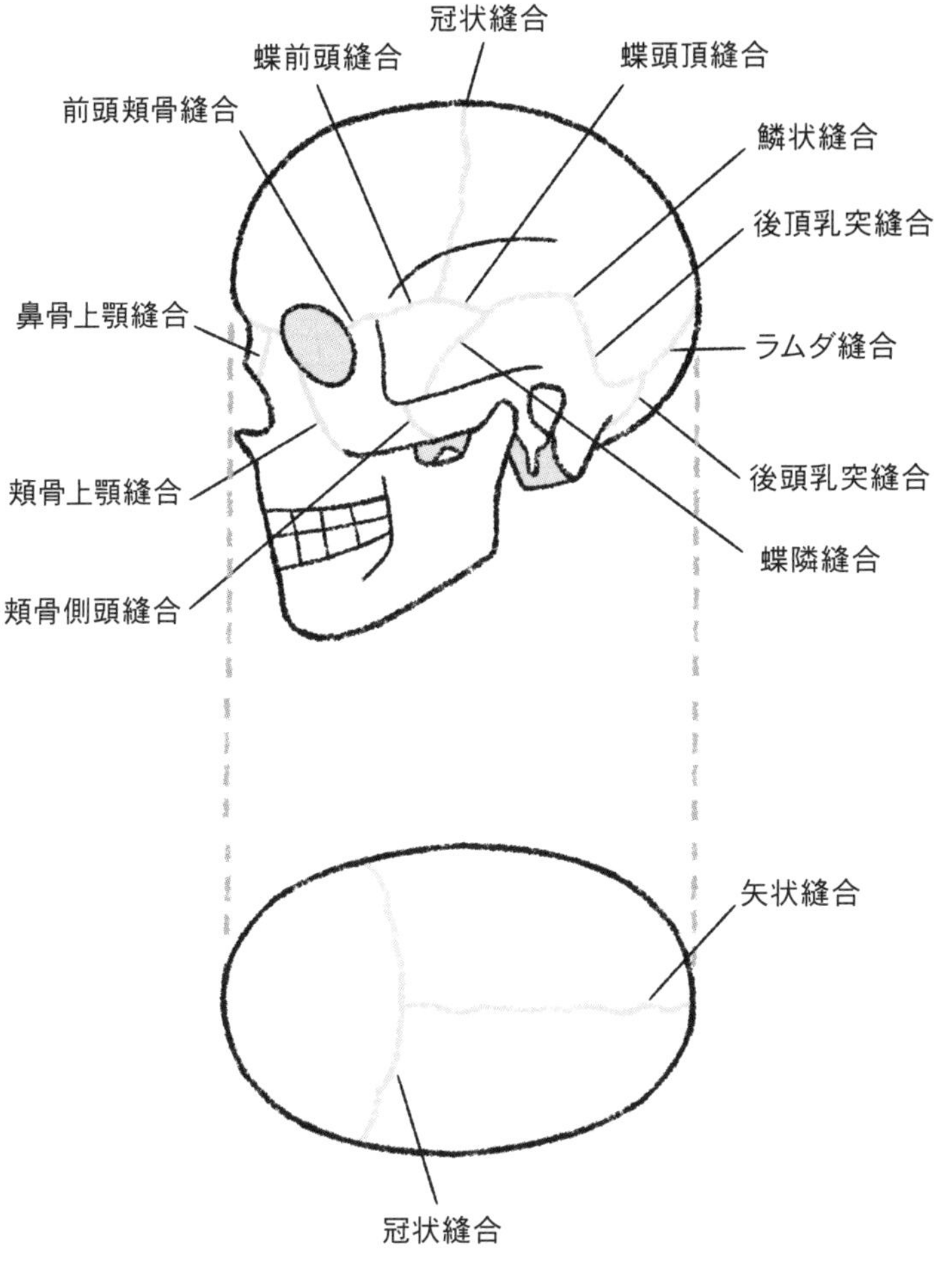
冠状縫合
蝶前頭縫合
蝶頭頂縫合
前頭頬骨縫合
鱗状縫合
後頂乳突縫合
鼻骨上顎縫合
ラムダ縫合
頬骨上顎縫合
後頭乳突縫合
蝶隣縫合
頬骨側頭縫合
矢状縫合
冠状縫合

驚かれるかもしれませんが、頭蓋骨を構成する接合部は、意外によく動きます。

たとえば、顔面にボールが当たったとき。「鼻が曲がる」ということがあります。

本書を担当してくれた編集者さんも、「昔、野球をしていたときに、ボールが当たって鼻が曲がった経験がある」と教えてくれました。

それには「鼻の骨が動く」という以上に、「頭蓋骨を構成する骨が動いた」という要素が、深くかかわっています。


またおそろしいことに、頭蓋骨がズレるきっかけは、そのような大きな事故に限りません。

私たちの日常のよくある場面にも潜んでいます。

たとえば、その代表例がスマホの操作です。

スマホの操作は、集中すればするほど、夢中になればなるほど下を向いてしまいがちです。

ある一定の時間、下を向いているだけでも、額にある「前頭骨《ぜんとうこつ》」には、上から圧がかかってしまいます。

人体の構造上、それは仕方のないことです。

また、考えごとや悩みごとなどで脳を使いすぎたとき。

脳そのものにむくみが生じて、ほんのわずかではありますが、ふくらみます。

むくんだ脳による圧力によって、前頭骨は、前に押し出され、その後、下へとずり落ちます。

すると、前頭骨の下にある目の周りの骨が、落ちてきた前頭骨の下にもぐり込んでしまいます。

その結果、目がくぼんだり、視力が低下したり、さまざまな目のトラブルを招くことになるのです。

このように、頭蓋骨を構成する骨に偏った力や圧力が加わると、隣り合う骨や、周りの骨にまで余計な力が加わってしまい、ゆがみや不調が連鎖的に広がっていくというわけです。

頭蓋骨がゆがむ理由

もっと言うと、頭蓋骨に力や圧力が直接加わらなくても、ゆがみや不調はどうしても生じてしまいます。

なぜなら、もともと私たちの体は、左右対称にできてはいないからです。

心臓などのある左半身のほうが重く、ほとんどの人は左に重心が偏っています。

それには、地球の自転が大きく関係しています。

人体は、6～7割が水分でできているといわれます。

水は、自転の影響を大きく受ける性質があります。

ですから、私たちの体は、地球の自転の影響を受けざるを得ないのです。

特に二足歩行になってからは、その傾向が強まります。

「体の左側が前にねじれる」

「左足を軸足にしがち」

このような特徴がみられます。


すると次のような影響が出てきます。

■体の左側に体重がかかりやすくなる。
←
体の左側の筋肉のほうが、右側よりも負担が大きいため、こりやすくなる。
■骨盤の左右の両端が動くのにつられて、左の腸骨も動いてしまう。
←
腸骨と頭蓋骨の後ろをつなぐ「筋膜」がちぢんで引っ張られて、頭蓋骨にも左右差が生まれる。

←左の後頭骨が下がる。

←それに連動して、左目の位置が下がったり、陥没したりする。

このような流れに加えて……。

足を組んだり、片側だけで荷物を持ったり、頬杖をついたり、片方だけでものを噛んだりするクセがある場合。

体にかかる負担にさらに左右差が生じてしまいます。

その結果、体のゆがみは慢性化し、頭蓋骨のさらなるゆがみへとつながります。

「全身のさまざまなゆがみが集まって、頭蓋骨のゆがみにつながっていく」と理解してください。

実際、ここで述べたような「体の左右差」がない、という方は、私の体感では「100

人中1人か2人」という確率でしか存在しません。

「頭蓋骨のゆがみがない」という人も、同様に非常に低い確率です。

また、筋力の低下も、頭蓋骨のゆがみをさらに押し進める一因になっています。

日本人の体格は、昔よりも飛躍的に向上しています。

とはいえ、筋力は逆に弱くなっています。

技術が発達したおかげで、力を出したり、力を使ったりしなくても、日常生活を容易に送れるようになったからです。

たとえば掃除や洗濯など家事を行うとき。

便利な家電製品を使えば、筋力はさほど求められませんよね。

また、遠くに行きたいときは、自動車や電車を使えばよいわけですから、筋力を使う場面は激減する一方です。

「力を使わなくてもよい暮らし」とは、ありがたいものなのかもしれません。

しかし、全身の筋力の衰えに拍車がかかっていくのは、明らかです。


弱った筋力では体をしっかり支えることが難しくなります。

すると、ほんのわずかな動作のクセでも体がゆがみやすくなってしまいます。

頭蓋骨のゆがみも定着しやすくなる、というわけです。

頭蓋骨の中に「蝶」の形をした骨がある

ここまでお読みいただいて、頭蓋骨がいかによくできた構造であるか、ご理解いただけたことでしょう。

「ゆがみやすい」というデメリットはあるものの……。

一枚岩の骨ではないからこそ、脳を守りやすいわけです。

このように素晴らしい頭蓋骨ですが、もう一つ、よくできた脳の構造についてご紹介させてください。

それは「蝶形骨」という骨です。

脳を内側から支える、いわば脳の屋台骨ともいえる存在なのです。


とはいえおそらくほとんどの方が、この骨のことをご存じないでしょう。

私の前作の『眼圧リセット』でも取り上げていません。

また、一般的に語られることは、ほとんどありません。


今回初めて、マッサージのところでその名前を登場させました。

82ページの「蝶形骨矯正」の説明に、「蝶形骨」という言葉が出てきます。

「蝶形骨」という言葉を目にして「蝶の骨?」「きれいな名前だな」と感じた方がいらっしゃったかもしれません。

蝶形骨の位置

蝶形骨は単独で存在するのではない。頭蓋骨の内側でいくつもの頭蓋骨のパーツとつながっている

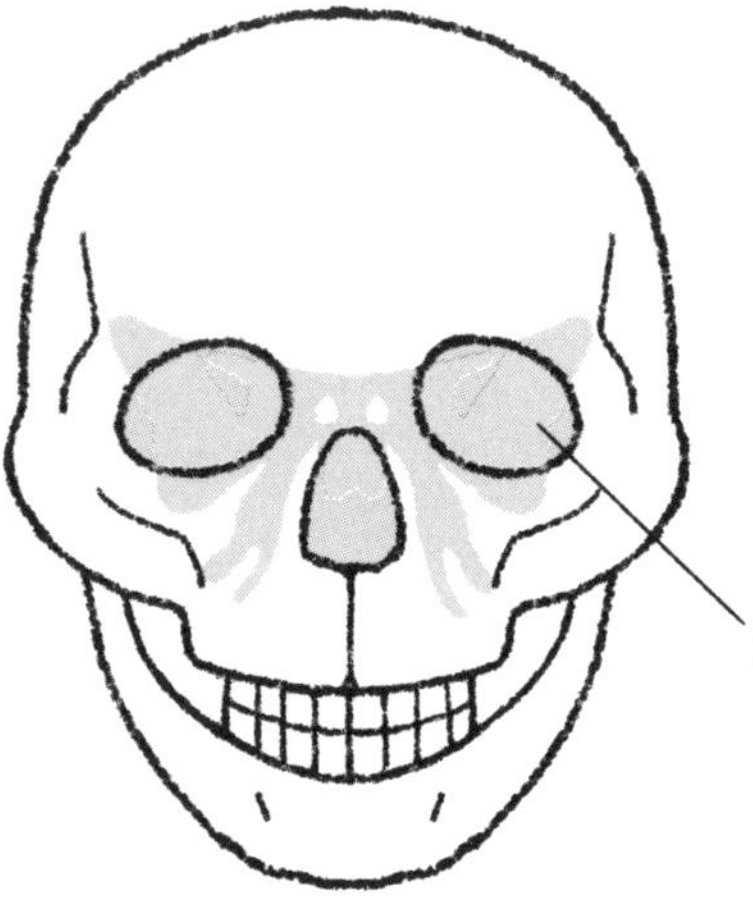

正面から見た図

まずは蝶形骨を調整する。すると、頭蓋骨全体を一気に整えることができる

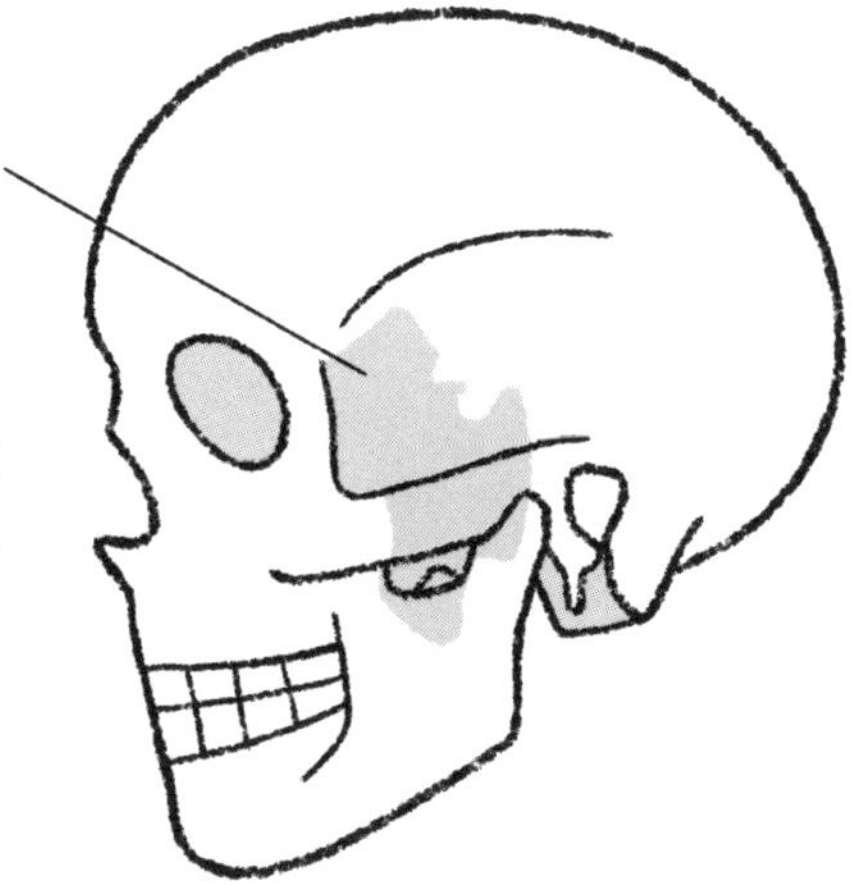

側面から見た図

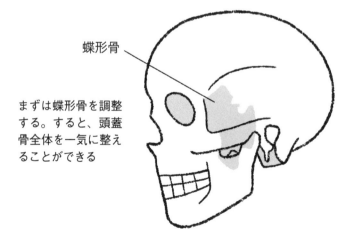

実際、正面から見ると羽根を広げた蝶のような形に見えます。

この骨は、精巧にできているうえ、ほかの骨と複雑に連携しています。

また担っている役割が非常に大きい重要な骨ですので、ぜひ覚えてください。

頭蓋骨を効率よくケアしたいとき、この蝶形骨に働きかけることは、非常に有効な方法です。


そもそも蝶形骨とは、頭蓋骨の内側中央にある骨です。

図で見ると「浮いている」ように見えますが、そうではありません。

頭蓋骨を構成するほかの骨をつないで底支えしている、いわば顔の中心核ともいえる骨です。

蝶形骨は、鼻を中心に、顔の奥の中央に広がるように位置しています。

頭蓋骨がゆがむと、蝶形骨自体もつられて奥にくぼんだり、傾いたり、左右にズレたりします。

蝶形骨が接している場所として、わかりやすいのはこめかみです。

ですから、そこを重点的に正すことで頭蓋骨全体のゆがみを一気に整えやすくなります。

今回ご紹介しているマッサージ「蝶形骨矯正」（82ページ）でも、こめかみに働きかけることで、蝶形骨に効率よくアプローチして、頭蓋骨を矯正することを目指しています。

また蝶形骨はほかにも側頭骨、前頭骨、頭頂骨、篩骨《しこつ》、鋤骨《じょこつ》などと接していたり、眼窩の壁や鼻腔の奥の壁を構成したりしています。

そのため、蝶形骨がわずかにズレると、各感覚器の機能に影響を及ぼすこともあります。

要は、目、鼻、耳、口などの感覚器の機能や健康状態に、多大な影響を与えているのです。

具体的には難聴、耳鳴り、頭痛、そして目のあらゆる不調などに関係しています。

逆に言うと、蝶形骨のゆがみをとれば、頭蓋骨全体のゆがみも整い、目や鼻などの感覚器本来の機能を取り戻したり、さまざまな不調を撃退できるのです。

頭蓋骨には、さまざまな形で働きかけられる

それでは、いよいよ「発展編」のマッサージ3つをお伝えします。

まずは先入観なしに、試してみてください。

いずれも気軽にできるものばかりです。

先にご紹介した「定番編」のマッサージ（78〜83ページ）は、「目の周り（眼窩）に、直接強く働きかける」という印象をもたれたことと思います。

一方、ここからご紹介する「発展編」では、「頭蓋骨全体に働きかける」というニュアンスが強くなります。

さまざまな角度から、総合的にアプローチをして、頭蓋骨を整えていきましょう。

頭蓋骨全体が整えば、目の周りもつられて整います。

また前にお話ししたように副次的な効果で、目、鼻、耳、口などの感覚器の機能や健康状態も整っていきます。

親指を口に入れて頬骨を押し出す

咬筋《こうきん》ほぐし

①

手を清潔にして、押し出す場所を確認する

親指の爪は切り、手を洗ってから行う（入浴中に行うのがおすすめ）。親指を上の歯並びにそって口の奥に入れ、頬をつかむ。

歯茎の脇に縦にある筋肉「咬筋」を探す。

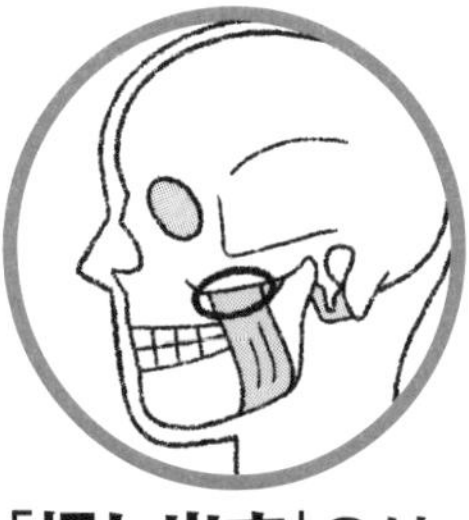

「押し出す」のはココ！

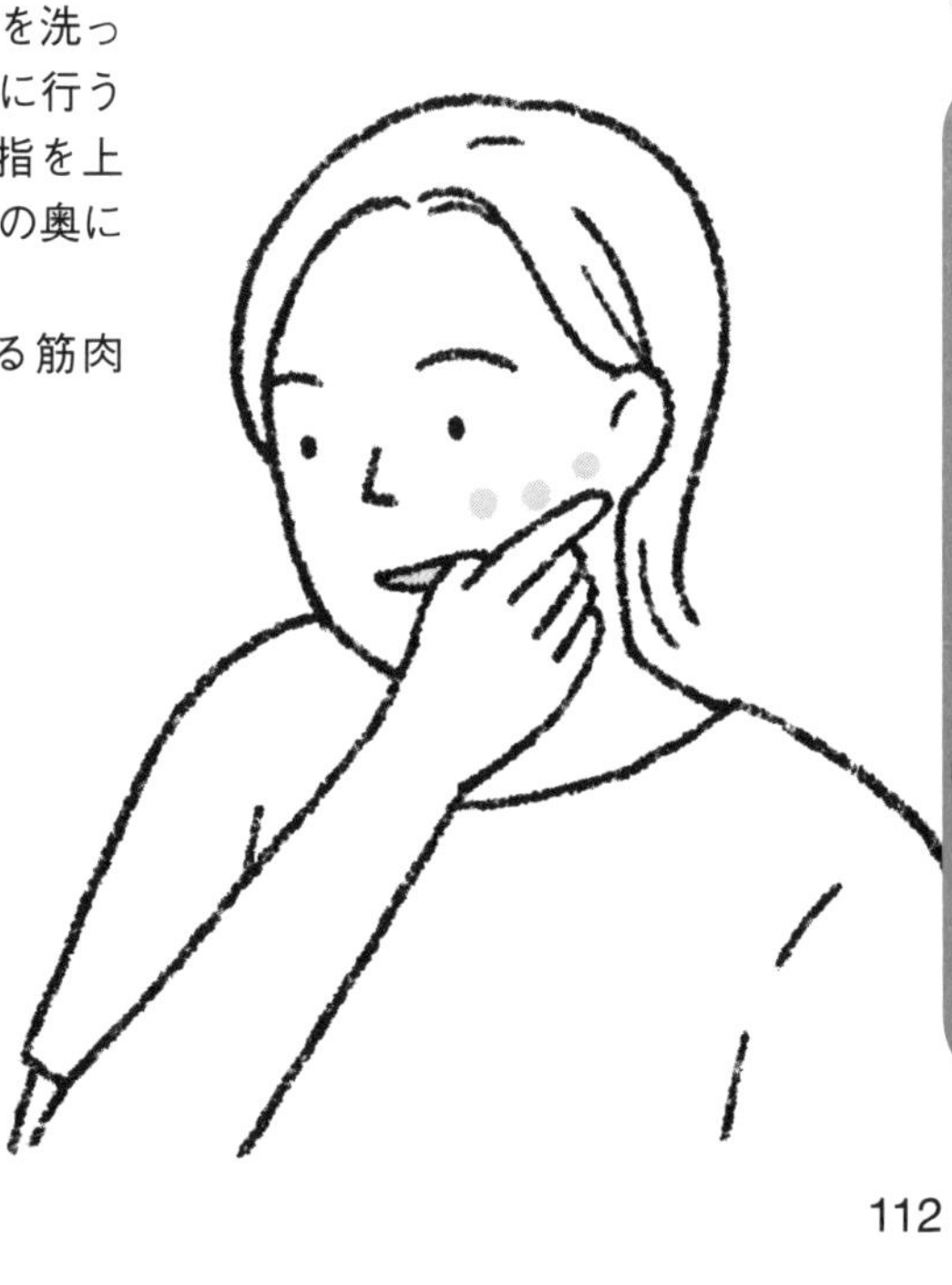

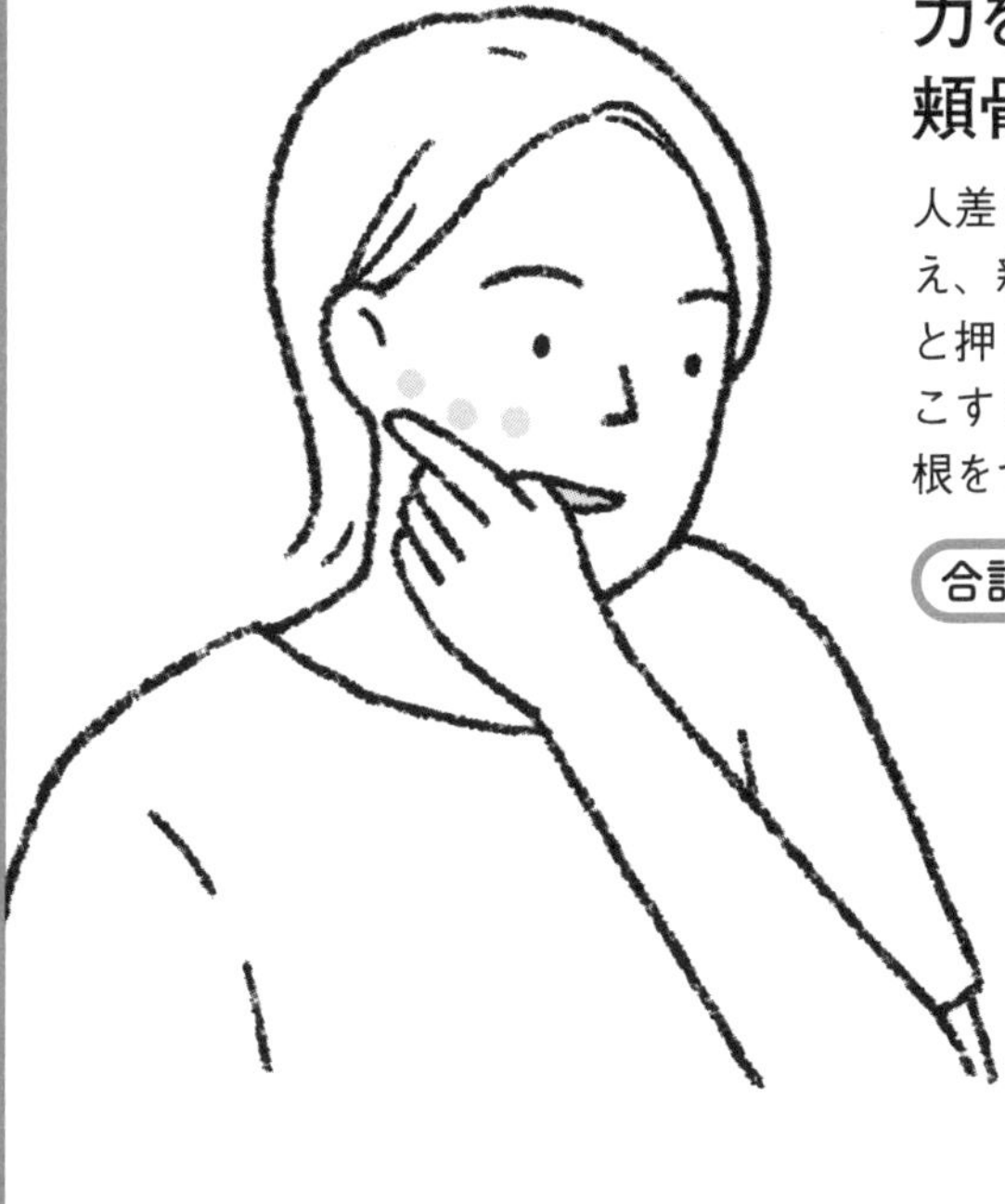

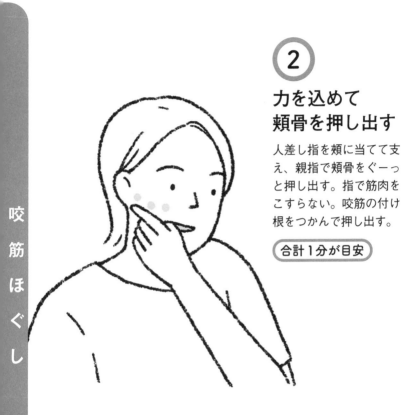

②
力を込めて頬骨を押し出す

人差し指を頬に当てて支え、親指で頬骨をぐーっと押し出す。指で筋肉をこすらない。咬筋の付け根をつかんで押し出す。

合計1分が目安

POINT

咬筋とは、あごを持ち上げたり、歯をくいしばるときに使う筋肉。こりが生じやすいが、口の中からゆるめやすい。咬筋をゆるめることで、ここととつながる多くの筋肉をほぐし、頭蓋骨のゆがみを矯正することにもつながる。

頭蓋骨につながる
筋肉をほぐす

後頭下筋群ほぐし

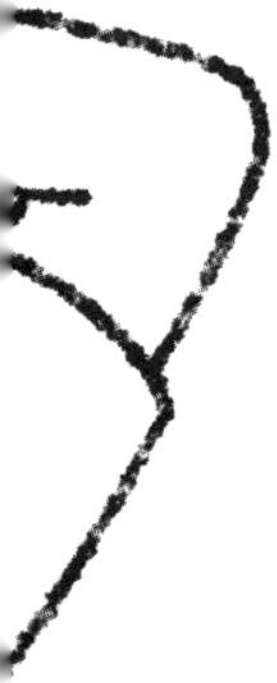

①

後頭下筋群の場所を確認する

左図のように、後頭部と首の付け根に手を組んだ左右の親指を当てた場所一帯。

②

親指を当てて、圧をかける

頭を少しそらしぎみにすると、自重をかけやすい。

約1分が目安

POINT

後頭下筋群とは、後頭部から首の付け根にかけての深いところにあるインナーマッスルのこと。頭と首を支える土台のような役割をしている。
圧をかけるときは頭蓋骨の際に親指をひっかける感覚で行うと、わかりやすい。首のこりまで簡単にゆるむ。

「**圧をかける**」のは
ココ！

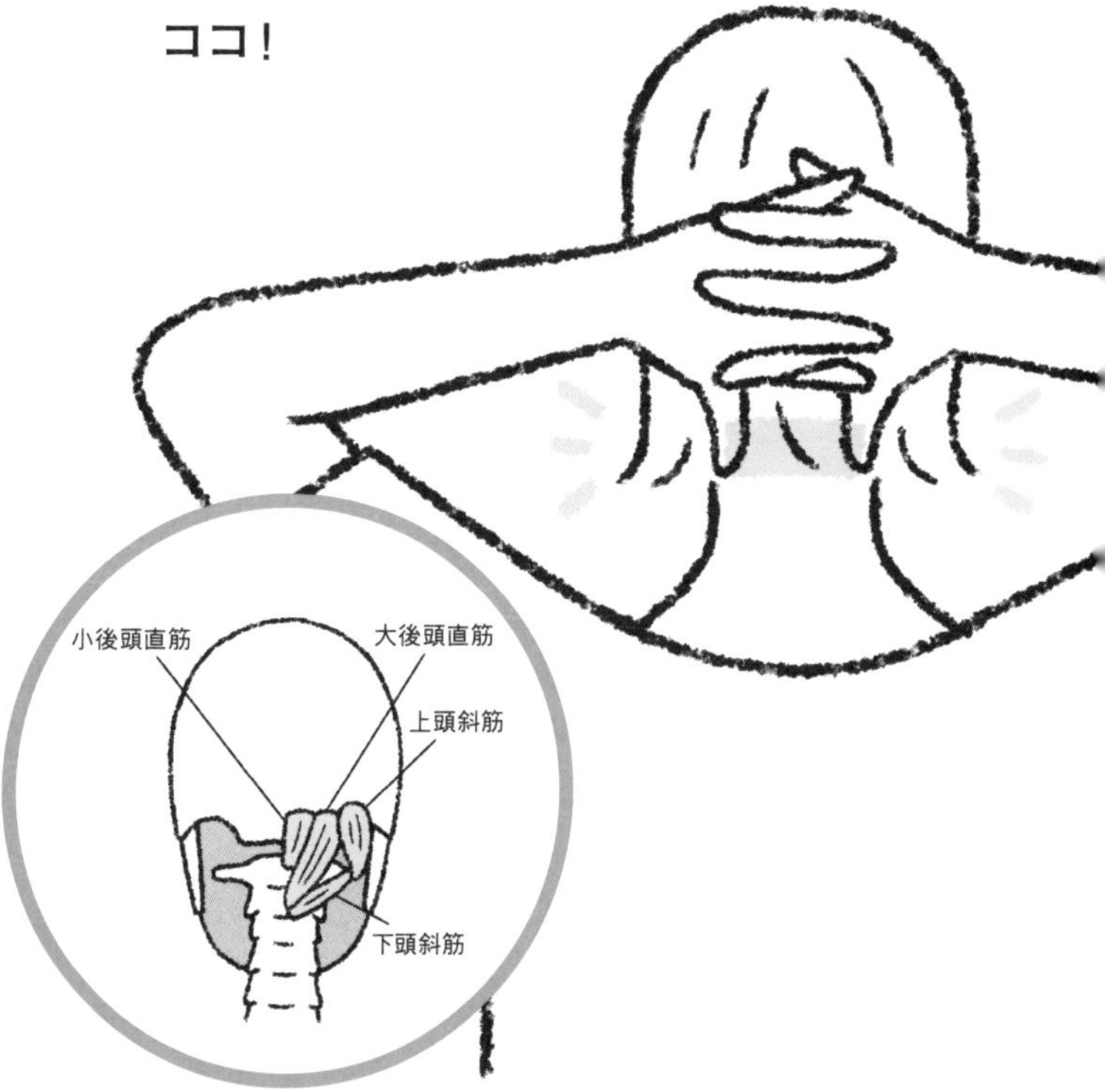

頭蓋骨の膨張を調整する

側頭骨ほぐし

①

手のひらを側頭部に置く

両方の手のひらを、側頭骨(こめかみのななめ上)に軽く置く。

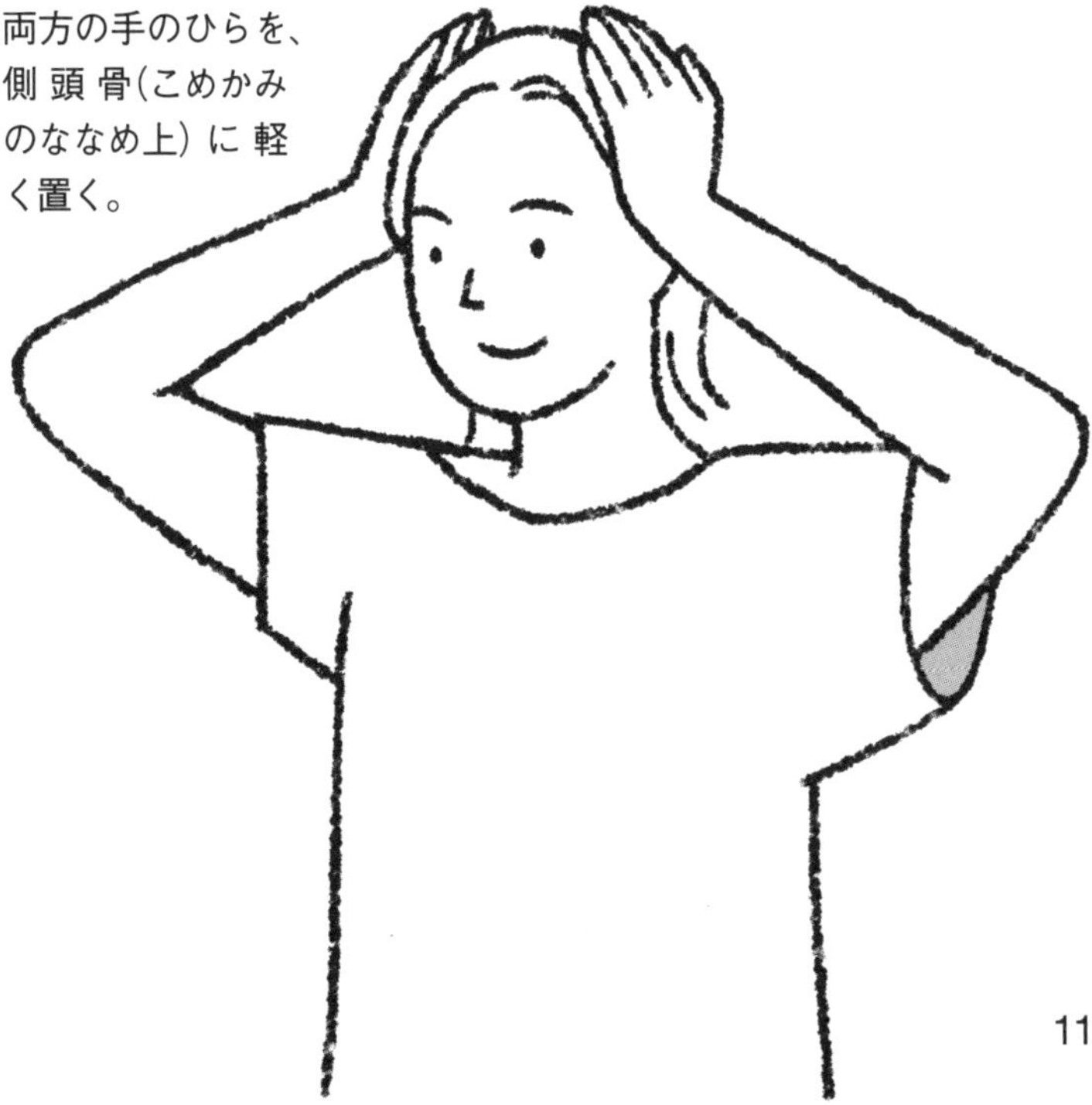

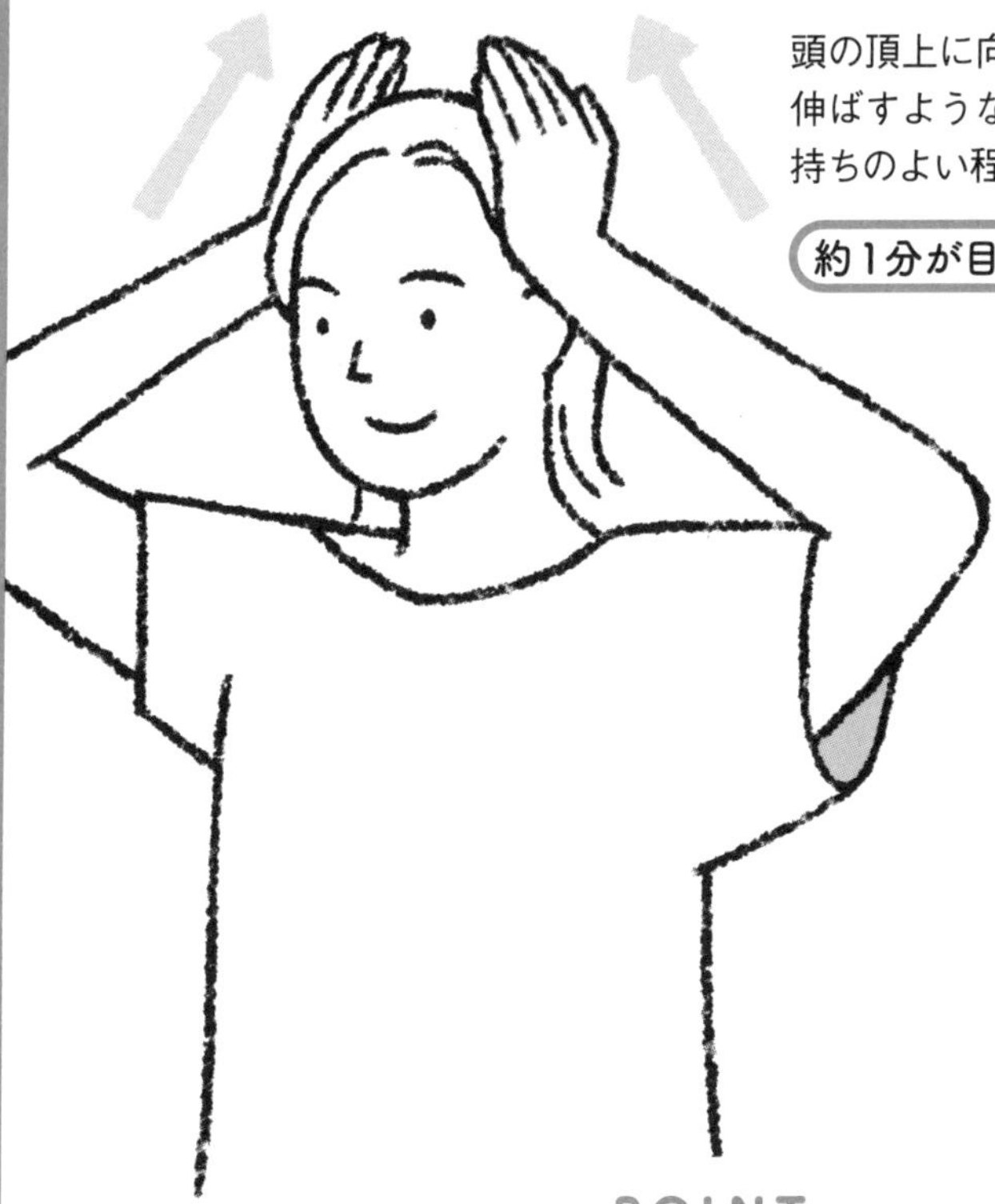

② 側頭骨を上へ押し上げる

頭の頂上に向かい、肌を伸ばすような感覚で、気持ちのよい程度に行う。

約1分が目安

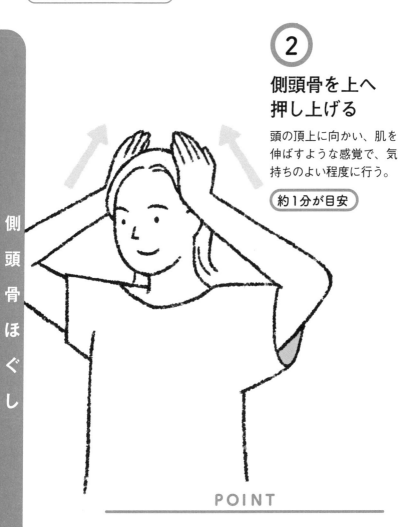

POINT

頭蓋骨が膨張すると、頭の血流が悪くなり、酸素も不足して集中力が途切れがちに。適度な持続圧で頭蓋骨の位置を整えることを目指す。

眼圧リセットがさらに進化している理由

「頭蓋骨」をさまざまな方向から整える

3つの「発展マッサージ」に取り組んでいただいて、いかがだったでしょうか。

これらは、応用編です。余裕がある方はぜひ取り組んでみてください。

いずれも目の周りに直接働きかけるわけではありません。

ですが、目の入れものである「頭蓋骨」や、その周りを矯正できる点で、大きな意味があります。

また「目」以外のパーツに好影響が及ぶこともある、お得なマッサージです。


この「発展マッサージ」で圧をかけるのは、次の3か所です。

1つ目は、頬骨。

2つ目は、後頭下筋群。
3つ目は、側頭骨。
頬骨と側頭骨は、頭蓋骨の一部。
そして後頭下筋群は、頭蓋骨を支える多くの筋肉の総称です。
1つずつご説明していきましょう。

発展マッサージ①…頬骨アップと同時に咬筋もほぐす

このマッサージは、頬骨に圧をかけます。
頭蓋骨の内側から働きかけて、ゆがみを整えると理解してください。
またこのマッサージにはうれしい副次的な効果があります。
咬筋を同時にほぐすことになるため「噛み合わせ」の悪さも矯正できるのです。

噛み合わせが悪いと、多方面に悪影響が及びます。

たとえば顎関節症、耳鳴り、難聴、めまい、肩こり、腰痛など、全身の不調にも噛み合わせが大きく関わっているのです。

さらに言うと、噛み合わせの悪さは、歯周病の原因にもなっています。

歯周病は糖尿病、アルツハイマー型認知症、誤嚥《ごえん》性肺炎などを招きかねない病気なので、要注意です。

いったいなぜ噛み合わせが悪くなるのかというと、猫背などの悪い姿勢や、全身の左右バランスの崩れが原因です。

たとえば、デスクワークやスマホを長時間見すぎると猫背になり、顔が下向きになると、下あごにストレスが加わります。

その結果、頭蓋骨や下あごなどにズレが生じて噛み合わせが悪くなってしまいます。

この「発展マッサージ①」で、頭蓋骨を整えながら、咬筋もほぐし、さまざまな病気を効率よく遠ざけていきましょう。

発展マッサージ②…後頭下筋群という土台を整え、首こりも撃退

このマッサージでは「後頭下筋群」をほぐします。
後頭下筋群とは「大後頭直筋」「小後頭直筋」「上頭斜筋」「下頭斜筋」の総称です。
頭蓋骨と頸椎をつなぐ重要なインナーマッスル（深いところにある筋肉）です。
頭を動かしたり、眼球を動かしたりする際にも使われる筋肉です。
注目していただきたいのは、「眼球を動かすときに使う」という点です。
後頭下筋群と眼球は、深い関係にあります。
目を使いすぎると、後頭下筋群も酷使され、緊張します。
反対に、後頭下筋群をゆるめると、目も緊張がとけてラクになるという関係があり

ます。

ですから、パソコンやスマホの見すぎで目が疲れている人ほど、この後頭下筋群をほぐすようにしてみてください。

頭蓋骨の土台ともいえる後頭下筋群が緊張していると、目にも緊張が伝わり、やがては眼精疲労や頭蓋骨のゆがみへとつながりかねません。

後頭下筋群は、ほぐれた状態が理想的です。

発展マッサージ③…側頭骨のふくらみを抑え、頭スッキリ

このマッサージでは、頭蓋骨の側面のふくらみを抑えます。

「頭蓋骨がふくらむ」と聞いて驚かれる方がいるかもしれません。

しかし患者さんに接していると、頭蓋骨がふくらんでいる方は、実際珍しくありま

せん。くわしく言うと、頭頂部から後頭部にかけては平たくつぶれ気味になり、その分、側頭骨がふくらみ、下がっているのです。

このようにゆがんでいびつな頭蓋骨は、脳の緊張をかえって高めてしまいがち。また、頭部の血管が圧迫されたり、流れが悪くなったりするため、痛みが起こることがあります。それが「緊張型頭痛」といわれる頭痛です。

また、頭部の血流が悪くなるわけですから、脳の働きも鈍くなり、仕事がはかどらなくなったり、ぼんやりとしてしまいがちになります。

頭蓋骨とは、簡単にゆがんだりむくんだりしてしまうもの。ですから日頃のマッサージで正しい位置、もとの形に戻るよう導いていきましょう。

また頭蓋骨を整えることで血流が促され、副交感神経が優位になり、リラックス効果が得られます。夜の寝つきが悪いという方は、睡眠前にも行ってみてください。

とはいえ、頭痛がひどい場合は深刻な病気の恐れもあるので、必ず医師に相談してください。

また、頭蓋骨を整えることで、顔の印象をアップさせることにもつながります。頭蓋骨が整うと、頭の横幅が細く戻り、顔の輪郭がすっきりするのです。

第3章

眼圧リセット
とっておきの体験談集

眼圧リセット
体験談①

佐藤明子さん（仮名）
（東京都／74歳／主婦・元薬剤師）

20mmHg以上だった眼圧が17mmHgで安定してくれました

○治療中の目の病気…緑内障初期
○現在の視力…コンタクトレンズと眼鏡の矯正視力は右（1・0）左（1・0）
○矯正器具…眼鏡、コンタクトレンズ、老眼鏡など

私の父も緑内障だった

数年前にかかりつけの眼科医で、「緑内障の初期」と診断されました。

それから数か月に一度、検診を受けることになりました。

そのたびに、かかりつけの先生に「眼圧が高いから、眼圧を抑えるために、点眼薬による治療やレーザーでの手術を」とすすめられていました。

ですが、私は個人的にそれが嫌で……。

「その治療はいたしません」と、拒否をし続けていました。

なぜかというと、私の父も緑内障だったからです。

病気については理解をしていましたし、そういった治療についてもよく知っていたからです。

その眼科医は、じつは両親の代からのかかりつけでした。

そんなときに、たまたま清水ろっかん先生の話をラジオで聞きました。

「眼圧を下げたことで緑内障がよくなった事例がある」と聞いて、すぐにろっかん先生のところに行きました。

そのとき、「緑内障の初期」という診断を眼科医で受けていたので、「とにかく眼圧を下げて」とお願いしたのです。

ろっかん先生は「わかった、わかった」とやさしく言ってくれました。
最初の頃は2週間に1回、そのうち3週に1回、施術を受けていました。
同時期、眼科にも通い、眼科医の検診も受けていました。

すると、たしかに眼圧が下がって、以前は20mmHg以上もあった眼圧が、17mmHgくらいで安定したのです。

今も眼科の検診を定期的に受けています。
検診の前には、ろっかん先生のところに行って、眼圧リセットを施術してもらうことを続けています。

「眼圧を下げましょう」と言われなくなった

そして2023年の9月頃、いつものように眼科医の検診で眼圧を測ってもらったときのことです。

うれしいことがありました。

「もうちょっと眼圧を下げたいねえ」
「はい。でも絶対に点眼薬などの治療はいたしません」
「じゃあ、また様子をみましょう」

こんな会話を、診察室で眼科の先生と毎回しているのですが……。

そのときには眼圧が下がっていたのか、先生は何もおっしゃらなかったのです。

私にとって「眼科医に何も言われなかった」というのは驚きでしたし、大きな変化でした。

いったいなぜ、私が点眼薬の治療をしたくないのか。

その点について言いますと、

「点眼薬などを長期わたって使用していると、血液にいい影響を与えない」

そのような話を聞いたことがあるからです。

じつは私、現役時代には薬剤師をしていました（現在は引退しています）。

医師が出した処方箋に従って、薬を用意し、お渡しするのが薬剤師のお仕事です。

もちろん緑内障の患者さんに点眼薬をお渡しすることもありました。


ですがそういったもの、つまり化学薬品への不信感があるため、自分自身では、使わないようにしているのです。あくまで私見ですが。

（とはいえ漢方薬などは飲むこともあります）。

そのかわり、自分でできることを続けていければ理想的だと考えています。

「痛い」と感じたことはない

サロンにうかがうたびに、眼圧だけでなく全身の矯正もしてもらっています。

特に眼圧リセットの施術をしてもらいながら、自分でも、日々眼圧リセットをしています。


ろっかん先生の施術については、「痛い」と感じる人もいらっしゃるそうですね。

でも私は、痛いと感じたことはまったくありません。


ろっかん先生は「佐藤さん、そんなに頻繁に来なくてもいいよ」とおっしゃってくださいます。

でも眼科での眼圧チェックの前には、必ずろっかん先生のところで整えてもらうようにしています。

明るく楽しい気分になることも大事

ろっかん先生の施術後、特に感じるのは「くっきりと見えるようになった」ということです。

さらに加えてうれしいのは、ろっかん先生のお人柄に触れられることです。ろっかん先生はとても明るくて、いつも楽しい気分になります。親しみやすい人柄なので「先生」という見上げるような存在ではありません。とても面白いし、楽しい先生ですね。

施術が終わったとき。
「喉が渇いたからお水をいただけますか」とお願いすると、いつもエビアン（ミネラルウォーター）のボトルを出してくださいます。
私はすぐに飲んでしまって「先生、もう一本ください」とお願いすることもあります（笑）。

するとろっかん先生は「これけっこう高い水なんだよ」なんて言いながら、また持ってきてくださるんです。

そんなやさしくて楽しい先生ですね。

ほかにもいろんな話をうかがいます。

昔の話になることもあります。

ろっかん先生の出身大学は、明治大学だそうですね。

私が学んでいた日大の薬学科も、東京・駿河台。明治大学の向かいでした。

そういう親しみなどもあります。

「昔の明治大の校舎はボロボロだったけど、今はきれいになったね」

そんなお話もしながら、楽しくやっていただいてます。

眼圧リセット

体験談②

菅生《すごう》 正《ただし》さん

（滋賀県／63歳／会社役員）

18mmHgだった眼圧が、一気に14mmHgに下がりました

○治療中の目の病気…緑内障で点眼治療などを継続中

○現在の視力…裸眼で右（1・5）、左（1・5）

○矯正器具…老眼鏡

眼圧が4mmHgも下がるなんて！

ろっかん先生の施術を受けるようになったきっかけは『眼圧リセット』の本を読んだことです。

その本を読んで「眼圧を下げられる可能性がある」と知り、インターネットでろっかん先生のホームページを探し、すぐに予約を入れて、訪ねたのがきっかけです。

もともと、私はそれ以前から緑内障の治療をしていました。

地元の病院で定期的に健康診断を受けており、緑内障と診断されたのです。「眼圧が高い」と言われたので、眼科に定期的に通い、点眼薬の治療を続けていました。

そのときの眼圧は18mmHgぐらいです。

つまり正常値の範囲ではあるものの、点眼薬治療ではさほどの効果が表れず、眼圧も下がることがなかったのです。

そんなとき『眼圧リセット』には「眼圧を下げる可能性がある」と知ったので、ろっかん先生にすぐにお会いしたくなったわけです。

そうしたら、一度目の施術のすぐあと、眼科での検診で、眼圧が4mmHgも下がって、14mmHgぐらいになったのです。

一気に４mmHgも下がったので、「これはほんとに効果がある」と思い、それからは定期的に通わせていただいています。

とはいえ私の住まいは滋賀県の草津市。ですから、ろっかん先生のサロンに頻繁に通いたくても、しょっちゅう寄せてもらうわけにはいきません。

私の会社の仕事の関係で上京する必要がありますので、その機会に、２〜３か月に１度くらいの頻度で、ろっかん先生のサロンに通わせてもらっています。

全身のバランスを整えるのも大切

ろっかん先生にいざお会いして、実際にお話ししてみると、非常にやさしい先生だと感じました。

サロンに行けないときには「家でこういうことをしたらいいよ」と具体的にアドバイスしてくださるのもありがたいです。

毎回「プロとしてすごい」と思うのは、体にちょっと触っただけで「ここがちょっとゆがんでいる」とか「ここが張っている」などと見抜いてくれて、すぐさま施術をしてくれるところです。

眼圧リセットはもちろん、目以外の全身のバランスまで整えてくれるので、ありがたいと感じています。

全身のゆがみや腰などの施術もしていただくと、施術後は、頭も体もスッキリしています。

もちろん、これからも通わせてもらうつもりです。

ろっかん先生のメソッドは、自宅でも自分でやっています。

「毎日続けてくださいね」とは言われますが、忙しいこともあり、できない日もあります。ですが、ろっかん先生にそう言っても、叱られることはありません（笑）。

先生には、「滋賀県からですからそんなに頻繁には来られない」とよくお伝えしていますす。すると「じゃあ、そのぶん念入りにやっておきましょう」と言ってくださるのでとてもありがたいし、助かっています。

眼圧リセット

体験談③

山崎京子さん（仮名）
（東京都／43歳／精神科医師）

緑内障の診断でも自覚はなかった。でも眼圧は低く保てています

○治療中の目の病気…緑内障（眼圧が少し高い）
○現在の視力…近視
○矯正器具…近視用コンタクトレンズ

ろっかん先生との出会いは、視野狭窄の進行中

２０１５年、私は緑内障と診断されました。
しかし自覚症状みたいなものは、ありませんでした。
私はもともと近視でコンタクトレンズを使用していました。

コンタクトの定期検査で眼科を受診したときのこと。

「少し眼圧が高いかもしれない」と言われ、自覚症状もなかったし、ピンとこなかったのです。


私の緑内障のタイプは正常眼圧緑内障。

眼圧の基準値は通常20㎜Hgぐらい、といいますね。

私の場合は17〜18㎜Hgなので正常の範囲内ではありますが……。

それでも視神経を圧迫するタイプのようで、やはり眼圧をもう少し下げたほうがいいということでした。


ろっかん先生の施術を受けるようになったのは、緑内障と診断されたその頃です。

本屋さんに行って『眼圧リセット』の本を見つけて、眼圧を下げるのに効果があるというので、サロンに予約を入れて診てもらいに行きました。

最初は2週間おきに約10回、6か月ほど集中して通いました。

眼圧自体は、変化がなく現状維持という感じでした。

でもろっかん先生は骨盤や身体のゆがみなどの調整もしてくださったので、とてもよかったです。


ろっかん先生の施術のおかげで、下痢しやすかった体質が改善しました。

もしかすると子供を出産したあとに骨盤がゆがんでしまい、それが下痢をしやすい体質を招いていたのかもしれません。

原因は、はっきりとはわかりませんが、改善された状態は今でも続いているので、とてもよかったと思っています。


このようにろっかん先生は、頭や目だけでなく、全身を非常に丁寧に施術してくださいます。

ろっかん先生には感謝をしています。

眼圧リセット

体験談④

中道房子さん（仮名）
（千葉県／56歳／団体職員）

おかげで、おだやかな点眼薬が1種類だけで済んでいます

○治療中の目の病気…緑内障
○現在の視力…裸眼で0・04ぐらい。小学校の頃から近視で眼鏡使用
○矯正器具…眼鏡、コンタクトレンズ（矯正視力でも0・8ほど）

父も姉妹も緑内障

私は1歳半から音感教育を受けてきました。

3歳の頃からはピアノの教習を受けています。

楽譜を見過ぎたせいでしょうか、小学校に上がる頃にはもう眼鏡をかけるような近視になっていました。

「強度の近視の人は、緑内障になりやすい」といわれています。

また私の父親は、緑内障です。

私は3人姉妹なのですが、姉妹3人とも緑内障の症状が出ています。

ですので、遺伝的なこともあると思います。

30代に緑内障と診断された

実際に、緑内障と診断されたのは30代前半。32、33歳の頃だったと思います。

近視がどんどん進んでいたので心配になって眼科を受診したところ、緑内障という診断を受けました。

それから40代前半。

「小顔になる整体」として有名なA整体院に行って施術を受けたことがあります。

その後に眼圧を測ってもらうと、なんと眼圧が下がっていたのです。

「小顔整体で眼圧が下がる」とはっきり自分で実感できました。

とはいえ、A整体院は有名なだけに、私にしてみると施術料が高額で……。

その後3〜4年もの間、A整体院以外のところをいくつも転々としていました。

そして最終的に、東京・中野のB先生の整体院に長く通っていました。

B先生のところは、値段もA整体院より安く、効果もあると思ったので6〜7年ほど通っていました。

ところが新型コロナの影響で、B整体院は廃業されてしまったのです。

どうしようかと思っていたところ、ろっかん先生が高円寺で小顔整体や眼圧リセットの施術をなさっているということを知り、通うようになりました。

気づいてみれば、ろっかん先生のサロンは「小顔」も「眼圧リセット」も、言ってみたら「本家本元」でした。

さまざまな整体院にお世話になってきましたが、「最終的に、やっとろっかん先生のところにたどり着けた」という感じです。

眼圧リセットは一石二鳥

ろっかん先生のところに通い始めてから、視野が欠けるような「視野欠損」のような症状は、出てきていません。

ですから小顔整体や頭蓋骨矯正などは「私の場合、眼圧の上昇を抑えてくれている」と、とても実感しています。

そして小顔矯正をすると、本当に顔の見た目がよいほうにがらりと変わって、すっきりとします。

つまり眼圧も見た目も、２つを同時にリセット。

まさに「一石二鳥」と言えます。

ですから「眼圧リセット」は私にとって、なくてはならないセルフケア法なのです。

緑内障ですが、趣味のキックボクシングを楽しめています

また私は趣味でキックボクシングをやっています。

おかげで体のあちこちを傷めることもあります。

またキックやパンチをする際は、体の片方だけを激しく使ったりすることもあります。

左右のバランスが崩れることもあるでしょうが、ろっかん先生はそんな全身のバランスや体のゆがみも整えてくれます。

そういった意味で、ろっかん先生の手はゴッドハンドです。

もちろん緑内障のことがあるので、顔面への打撃などを避けるため、キックボクシングの試合などには出ていません。

トレーニングを適度に行い、趣味として技術を磨いているだけです。

点眼薬は1種類で済んでいます

眼圧測定のために、3か月に1度は眼科にも通っています。
おかげさまで、眼圧を抑える点眼薬は、今のところ1種類だけで済んでいます。複数の点眼薬を処方される人も多いと聞いています。

眼圧の数値は13〜14mmHgくらいで、正常値とはいえ、正常値内では高いほうです。でもその状態で数値がずっと安定しているので、無理に点眼薬を強くすることもなく、おだやかな点眼薬でずっと通せているのでしょう。

現在は、眼科の検診とあわせて、ろっかん先生のサロンに3〜4か月に1回程度、通っています。
ろっかん先生の施術は効果が持続するので、年に3〜4回というペースになっています。時間に余裕があれば、もう少し多めに行きたいところです。

ろっかん先生は、神様のような存在

ろっかん先生は、私にとっては、もう神様です。

ろっかん先生は、自分で開発したいろんな技術を、独り占めにはしません。

また「来るもの拒まず」の精神で、誰にでも教えていらっしゃいます。

周りの人たちに伝播《でんぱ》して広まっていった、そんな優れた技術が、回りまわって私のところにもきてくれたのだと思うと、ありがたいものです。

私をはじめ、多くの緑内障の患者さんにとって、神様のような存在だと思います。

眼圧リセット
体験談 5

渡辺由美さん
（鳥取県／48歳／公務員）

点眼薬と眼圧リセットで眼圧12mmHgをキープ中

○治療中の目の病気…緑内障
○現在の視力…眼鏡矯正で1・2
○矯正器具…眼鏡・コンタクトレンズ

鳥取から羽田までは1時間

10年前のことです。
健康診断を受けたら「眼圧が高くて、緑内障のけがあります」と診断されました。
それ以来、ずっと気になっていました。
その後、2021年に出版された『眼圧リセット』を買って読む機会がありました。

ろっかん先生のホームページを見て、サロンに行かせてもらいました。

ろっかん先生の本を読んで、内容がとてもよかったから、一度診ていただきたいと思ったのです。

鳥取から東京まで出かけたのが、実際に施術を受けた最初です。

鳥取から羽田まで、飛行機なら1時間ほどで行けますので。

目の落ち込み、顔のゆがみを指摘してもらう

ろっかん先生に、実際に施術をお願いすると、頭や顔だけでなく体のゆがみまで治していただくことができました。

すごくすっきりして気持ちよかったです。

眼圧については、施術のときに教わったやり方で、自宅でもやっています。

ろっかん先生に診てもらったとき、

「目が落ち込んでいる」「顔のゆがみがある」などと細かく教えていただいたので、それを思い出して、自分でできるマッサージを実践しています。

『眼圧リセット』の本に書いてある方法も、自宅で実践しています。

眼圧がうまく現状維持できている

そして、眼科には1年に1回程度行き、眼圧を測ってもらっています。

眼科で点眼薬を出していただいて、毎日さしています。

眼圧の数値は、直近で12mmHgぐらい。

そんなに深刻な数値ではありません。

「薬に頼りすぎるのも、あまりよくないのでは」と思うので、ろっかん先生に教えてもらったマッサージを続けて、これ以上眼圧が上がらないようにしたいと思っています。

初めてろっかん先生にお会いしたとき。
「とてもやさしい先生だなぁ」という印象を受けました。
機会があれば、また診ていただきたいと思います。
鳥取で公務員をしているので、なかなか時間がとれないのが残念です。

眼圧リセット体験談⑥

フワフワめまいと目の下のピクピクを眼圧リセットで撃退

野々村朝美さん
（東京都／75歳／主婦）

○治療中の目の病気…治療中の目の病気はありません
○現在の視力…もともと視力はよい。老眼はあると思います
○矯正器具…眼鏡をときどき使用

ろっかん先生のお名前だけは知っていた

ろっかん先生のことは、以前に週刊誌の記事でチラッと見たことがあって、お名前だけは存じ上げていたんです。

その後、2023年2月頃。

新聞の記事だったと思いますが、全身の不調を改善・予防するという『7つの長生き整体』(主婦と生活社)という本が紹介されていました。

その本を購入して読ませていただきました。

そして「この先生の施術を受けてみたい」と思ったのが、ろっかん先生との出会いのきっかけです。

ろっかん塾は、私の住まいからもわりに近いのです。

イヤなフワフワめまいがなくなった!

私は、6~7年前からめまいが起こるようになりました。

めまいがしてフワフワして、嫌な感じがすることがよくありました。

また、目の下がピクピクと痙攣《けいれん》することもよくありました。

めまいについては、横浜の有名な先生に診てもらって治療を受けていました。めまいが治るとネットで見て、少し前から自宅の近くの整体院にも通い始めていました。

一時的に症状がよくなったこともあったのですが、整体院のほうは施術がだんだんと雑になってきて、新たに腰痛も起こったりして、改善に期待が持てなくなり、通うのをやめました。

そんな頃にろっかん先生のことを知り、本を読んで「この先生なら信用できるんじゃないか」と感じて通うようになったのです。

最初の頃は、1週間に1〜2回というくらい密に、合計10回ほど通いました。

集中して通ったのは、私自身が思い詰めていたからです。

目はピクピクと痙攣するし、フワフワめまいがして……。

変な話、「こんなに体の調子が悪いのなら、生きていても仕方ない」というほど思い詰めていたのです。

本当に精神的に暗く落ち込んでいました。

早く良くなりたくて集中的にやってみようと思ったのです。

目の下の痙攣は、ろっかん先生の頭蓋骨の矯正ですぐに治りました。

そして、その余禄《よろく》（余分の利得）のように、フワフワとするとても気持ちの悪い状態も消えていき、日常生活が格段に楽になりました。

それは素晴らしい効果でした。

とても感謝しています。

今は、いい状態をキープしたいので、月に1回くらいのペースでろっかん先生のサロンに通うようにしています。

若い頃の顔に戻っていきますよ

私の場合は、眼圧は正常ですし緑内障でもありません。

ところがろっかん先生は、体全体をトータルに診て矯正してくださるので、私の全身にはいい効果がきっと及んでいると思っています。

私は年齢もあってか、目が少し落ちくぼんでいました。

ところが、ろっかん先生に頭蓋骨の矯正や眼圧リセットの施術をしてもらうと、いつもものすごく痛いのですが、**施術後は目がパッチリとして、とてもすっきりした感じになるんです。**

「目がパッチリして目のくぼみもとれて、若い頃の顔に戻って可愛くなっていくんですよ」

と、ろっかん先生がおっしゃいました。

骨盤も調整していただいたので、足がまっすぐになり、自分ではパンツスタイルがきれいになったと思っています。

「できるだけ早く治す」という信念

ろっかん先生はとても信頼できる確かな先生です。

「営利のために、お客さんに何度も通わせようとする整骨院」の話を聞くことがあります。

私も実際に経験しています。

でも、ろっかん先生は違います。

「患者さんを、いつまでも長く通わせるなんて、治療家にとっては恥ずかしいこと。できるだけ早く治すのがいい」

こんなモットーを掲げていらっしゃいます。

体と心、両方に響く施術です

また、ろっかん先生は心のケアもしてくださいます。

初めてサロンにうかがったときのことです。

そのときの私は、心身ともに悪い状態ですごく悲観的になっていて、とても暗かったのです。

そして長々と体調の悪さを言いつのっていたら、

「不安を感じるのはこういうこと。心配症なのはこう考えるといい」と、精神面でもフォロー、サポートをしてくださったのです。

「精神面からも整えて、明るく生きる術」を伝授してくださるんですね。

おかげで、１か月に１度通い始めてから、私も驚くほど前向きな精神状態になれました。

「いろんなことにトライしよう」

そんなふうに思えるようになりました。明るく元気になったせいか習い事の教室でも話しかけられることが増え、友達ができて楽しくなりました。

具体的に、どの施術がそういう精神面に影響しているのかは、わかりません。

でも、ろっかん先生の施術を受けると、なんだか元気になるんです。

「体と心の両方が元気になってきた」のです。

本当にありがたいことです。

体の施術は、体と心の両方に響いてきます。

先生の言葉も、体と心の両方に響いてきます。

眼圧リセット
体験談 ⑦

木村峰子さん
（埼玉県／48歳／主婦）

20年通い続けて、老眼とも眼病とも無縁

○治療中の目の病気…治療中の目の病気はありません
○現在の視力…左右とも（0・5）くらい。老眼はありません
○矯正器具…近眼用の眼鏡をときどき使用

20年前から通っています

ろっかん先生のところに通い始めたのは、私が20代の頃でした。
特に身体の不調があったというわけではありません。
世の中にちょうどパソコンが出始め、職場にもパソコンが導入された時期でした。
1人1台のパソコンが支給されて、本格的に仕事で使い始めた頃でした。

それ以前にもパソコンはありましたが、使うのは1週間に1度あるかないか。

ですから、パソコンでの仕事が本格的になると、体調に変化があらわれるようになったのです。

たとえば目が疲れたり、肩がこったり、目がチカチカしたり。


そんな折に友人の誘いもあって、ろっかん先生のところに行ったわけです。

ろっかん先生が有名な先生とは知らずに行ったのですが、そのサロンには、若い女性たちが好んで読むような雑誌のモデルさんたちもたくさん通っていました。

ろっかん先生は「悪い姿勢やO脚までも矯正できるすごい治療家だ」と大人気だったのです。

そんなろっかん先生のことを、友人が「すごい人がいるよ」と私に教えてくれたのです。

それで私も先生の施術を受けてみたら、びっくりしました。

施術をしてもらったあと、鼻の息の通りが良くなって、施術前よりも、スーッと空気をたくさん吸えるようになったのです。

また、目もパッチリと開けやすくなったんです。

とはいえ、私は目が大きいほうではありませんよ（笑）。

でも、何回か通ううちに、「目がパッチリと開けやすくなった」という実感がたしかにありました。

ろっかん先生のところに行くたびに、それを実感していました。

特に顔の施術をしてもらったあと。

人から見ると、違いがわかることはないかもしれません。

でも自分は毎日、鏡で自分の顔を見ていますから、少しでも変わると、よくわかりますね。

体の悩みは年齢とともに変化する

そんなこともあって、私はろっかん先生を信頼して、ずっと通っています。

その後、結婚して都内からは少し遠い埼玉県のほうに住むようになったので頻繁には通えなくなりました。

それでも3か月に1回程度は、新幹線に乗って通っています。

現在は、年齢とともに身体の不調や悩みも少し変わってきました。

ですから、それに合わせた施術をやってもらっています。

たとえば、若い頃からハイヒールを長いこと履いてきたこともあって、足の不調が出てきたり。

年齢的に更年期にさしかかってきて、ホルモンのバランスが崩れてきつつあって、肩や手の痛みが出てきたり。

でも、ろっかん先生のところでそれなりの施術をしてもらうと、やはり効果があるんですね。

あと、ろっかん先生は20年前から変わらずやさしくて、なんだか癒やされるというか、ほっこりとした気分になるんです。

先生の素晴らしいところは、無理強いをしないことですね。

たとえば「月に1回は来ないとダメだ」とか、そういうことは言わない。

かつて私が都内に住んでいた頃から「無理はしなくていいから」とおっしゃってくださっていました。

それがありがたかったですね。

シワとも老眼鏡とも無縁

またろっかん先生は、自宅でも自分でリセットできるやり方や方法を必ず教えてくださるんです。

だから私は先生に教わったことは、家で必ずやっています。

そのおかげで（自分で言うのは恥ずかしいのですが）、おでこにシワがないんです。

同じ年齢の人たちは、たいていシワやたるみがあるので、人よりも若く見られることが多いです。

これは「ろっかん先生が教えてくださった方法をやったり、先生の施術のおかげだ」と思います。

目に関しては、緑内障やそういった病気はまったくありません。

私の場合は長く通わせてもらっているので、そういう目の病気などの予防にもなっているのではないかと思います。

実際、同級生などは、老眼になって老眼鏡をつくったりしている人もいますけど、私はまだ老眼鏡がいらないんです。

これもろっかん先生のおかげだと思います。

もともと若い頃から近視ではありましたが、普段は眼鏡は使わなくても大丈夫な程度です。

スポーツ観戦や夜の車の運転時には眼鏡を使用しますが、近視があまり進まないで年齢を重ねられているのも、やはりろっかん先生のおかげです。

眼圧リセット

体験談⑧

「加齢のせい」とあきらめていた眼《がん》瞼《けん》下《か》垂《すい》解消！

笹山陽子さん（仮名）
（埼玉県／65歳／会社員）

○治療中の目の病気…なし
○現在の視力…左右とも（1・5）以上
○矯正器具…ときどき老眼鏡を使用

目はいたって健康だったはずが、突然の眼瞼下垂

基本的に視力は左右ともに1・5以上。目の病気も不調もない。

新聞などを読むときに、老眼鏡をかけることはあるけれど、普段は眼鏡もコンタクトレンズも使用していない。

そんな私の目に、突然問題が起こったことがあります。

「眼瞼下垂」です。

この病気の症状は「上のまぶたが重く下がり、視野が狭くなってしまう」というものです。

「眼瞼下垂とは加齢によるもの」

ある眼科医さんからそう聞いていましたが、ろっかん先生のところに行くようになり、診てもらったら、あっという間に解消したのです。

骨盤のズレの調整や、**頭蓋骨の矯正をやっていただいたことで、眼瞼下垂がなくなったのです。**

目がパッチリして、瞼《まぶた》が軽くなって、瞼が被《かぶ》っていたところが開けて「視野」というか、「視界全体」が広くなったような気がしました。

鼻づまりも治った！

そもそも、私がろっかん先生の施術を受けるようになったのは、テレビでろっかん先生のことを知ったのがきっかけでした。

モデルさんや女優さんもお世話になっている有名な先生だということで、興味を持ちました。

ちょうどその頃、私は別の整体院にかかっていました。

鼻づまりがひどくなって、治してほしかったのです。

でも、そこでは治らなかった。

「これじゃあ仕方ないなぁ」とその整体院をやめて、ろっかん先生のところに相談に行きました。

そしてろっかん先生のサロンで施術を受けたら、鼻づまりが治ったのです。

それ以来、ろっかん先生を信頼して通っています。

もちろん自宅でできる方法も、丁寧に教えていただいています。

今の60代は若い

ろっかん先生と私は、年代が近いので、私の悩みや気持ちを、とてもよくわかってくださいます。

「歳なんて関係ないよね、いつまでも現役でやっていきましょう」

そんなうれしいことも言ってくれて。

私は現在65歳。フルタイムで働いています。

「今の60代は、昔と違って若くなっているからね」と励ましてくださいます。

そういう施術の合間の話も楽しみですね。


年齢を重ねると、どうしてもあちこちが痛くなったり、問題が起こったりするものです。
ろっかん先生は、私と年齢が近いせいか、気さくに聞いて、施術をしてくださいます。
とても親しみやすいし、信頼もしています。

保存版

緑内障にまつわるさまざまな検査

緑内障の検査と治療

眼圧が正常値でもかかる可能性がある緑内障に、どうすればいち早く気づくことができるのでしょうか？

方法は、たったひとつです。

40歳を過ぎたら眼科を定期的に受診して、こまめに検査をするしかありません。

そして早めに見つけ、早めに治療を始める。早期発見、早期治療がいちばんです。

次から、緑内障の検査と治療について、29ページにご登場いただいた河本先生にお話ししてもらいましょう。

緑内障の検査はひとつではない

では、ここからどのような検査があるのか。お話ししていきましょう。

眼科医は、いくつかの検査を行い、緑内障かどうかを総合的に判断します。誤解なきよう申し添えておきますと……。

緑内障は視野に異常をきたす病気のため、通常の「視力検査」だけで緑内障を発見することはできません。

さらに言うと「視力がいいから緑内障とは無縁」というわけでもありません。

ですから緑内障のことを調べるときには、視力検査以外の検査を視野検査を含めいくつか行うというわけです。

なかでも、知っていただきたいのは「ＯＣＴ」（光干渉断層計）という機械による検査です。

この機械ができたのは、約20年前のことですが、この機械が発達したおかげで、緑内障を早期発見しやすくなりました。

また、このＯＣＴでは緑内障の少し前の段階である「前視野《ぜんしや》緑内障」という状態までつきとめられます。緑内障の遺伝が気になる方や、「心配だ」という方は、この段階から治療を始めることも可能です。

目の硬さがわかる！

眼圧検査

所要時間　約1分
内容　眼球を外から押して、押し返す力（目の硬さ）を測る
目的　緑内障の発見のため

眼圧の検査には、「目に測定機器を直接当てて測る方法」と、「圧縮した空気を目に送って測る方法」の2種類があります。どちらの場合も、痛みはありません。

眼圧を下げることが緑内障治療の基本となるので、とても重要な検査です。

目を満たす「房水」の流れがわかる！

隅角《ぐうかく》検査

所要時間　約5分
内容　検査用の特殊なコンタクトレンズを装着し、目の「隅角」の状態を調べる
目的　緑内障の病型を判断するため

「隅角」という目の中の水の排水溝に相当する部位を調べます。
隅角には、眼球内を循環している「房水」を排出する出口があります。
ここが狭くなると、防水の排出が妨げられ眼圧が上がる原因になってしまいます。

ですから、隅角の状態を調べることは大事なのです。

隅角の状態で、眼圧が高くなっている原因をつきとめたり、緑内障のタイプを判断したりできます。

とはいえ隅角は通常の方法では観察できません。

具体的にいうと、点眼麻酔をしたあと、スコピゾルという薬を塗った検査専門のコンタクトレンズ（隅角鏡）を目にのせ、顕微鏡で拡大しながら隅角を観察します。

このスコピゾルとはドロッとした薬です。

検査が終わった後も、しばらくべとべとした感じが残ることがあります。

検査自体は、すぐに終わります。

視神経乳頭部まで観察できる！

眼底検査

所要時間　最大約60分
内容　散瞳薬《さんどうやく》（ひとみが大きく開く点眼薬）をつけて目の中に病気がないか調べる
目的　緑内障の発見のため

眼底検査には、「散瞳薬」という点眼薬を使って瞳孔《どうこう》（ひとみ）を開いて検査する方法と、散瞳薬を使わず部屋を暗くして瞳孔を開く方法の2種類があります。

散瞳薬を使う場合は、眼科来院後に散瞳薬を点眼し、瞳孔が開くまで待機します。

瞳孔が開いたら、倒像鏡や眼底カメラ、OCT（光干渉断層計）などを使って眼底の状態を確認します。

検査には、30分～60分ほどかかります。

散瞳するとたくさんの光が目に入るのでまぶしく感じ、また手元がぼやけて見えにくくなります。

散瞳は4～6時間ほど続くので、検査後の車や自転車など、乗り物の運転は危険です。どなたかに迎えに来てもらうことができれば理想的です。

一方、散瞳薬を使わない場合は、暗い部屋で瞳孔を開きながら、眼底専用のカメラを使って眼底の状態を確認します。

検査は数分で終わります。

どちらも、検査中に軽いまぶしさを感じることがありますが、痛みはありません。

緑内障があると、視神経乳頭の凹んでいる部分が広がってきます。それが前にもお話しした「視神経乳頭陥凹拡大」です（50ページ）。そのような凹みがあるかどうか、またその程度を調べます。

また視神経乳頭が出血していないか、周囲の網膜神経線維層に欠損がないかなども確認します。

見える範囲がわかる！

視野検査

所要時間　約20分
内容　視野や敏感さを調べる
目的　緑内障の進行具合を判定するため

視野の欠損（見えない範囲）があるかどうか。
そして、その欠け具合の大きさから、緑内障の進行の具合を判定します。

光の点が見えたらボタンを押して合図するなどの方法で、見える範囲（視野）や敏感さを調べます。

まっすぐ前を見ている時に、上下左右前方、どの程度の範囲が見えているかを検査します。

具体的にいうと、片目をカバーして、視野計の中心にある「固定された点」を見た状態で、小さな光の指標が見つかるかどうかを調べます。

光指標が見えたら、ボタンですぐに合図をします。

緑内障が初期である場合、中心部位から15から30度以内に視野の異常が出始めます（緑内障の末期になるまで中心部の視野は、保たれます）。

視野検査は、うまくできる人でも片目で10分程度はかかります。高齢の方や、慣れていない方の場合、さらに時間がかかります。目をキョロキョロ動かしすぎたり、疲れて検査に集中できなかったりすることはよくあります。

リラックスして「頑張りすぎない」という気持ちでのぞむとよいでしょう。

初期の緑内障まで発見できる!

OCT検査

所要時間 約5分
内容 網膜や視神経乳頭の構造や厚みを調べる
目的 緑内障の早期診断など

「OCT」とは「Optical Coherence Tomography」の頭文字をとった略語です。

日本語では「光干渉断層計」といいます。

網膜の断面図を撮影することができる検査機器です。

この検査は、いわば「目のCT検査」のようなものと理解してください。
網膜や視神経乳頭の構造、厚みなどを調べることができます。
今までの眼底検査では発見が難しかった初期の緑内障まで、発見できます。

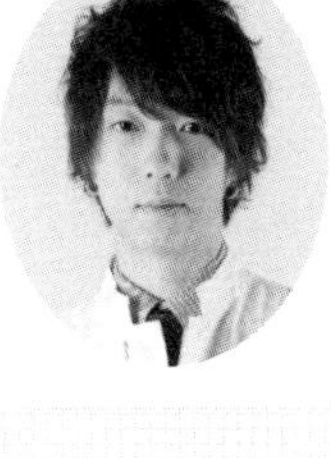

もっとくわしく！　河本先生への一問一答

【問1】多くの緑内障の患者さんと接する中で、「緑内障になりやすい人」の傾向はありますか？

実際に多くの患者さんと接する中で、「緑内障は銀行マンに多い」という印象があります。

これは憶測になりますが、お仕事柄、緊張を強いられる時間が長かったり、過度なストレスを抱えていたりする方ほど、発症しやすいのかもしれません。

どのようなお立場にせよ、几帳面な方、真面目な方、責任感の強い方は、気をつけていただきたいです。

【問2】どれくらいの頻度で定期検査を受ければよいですか？

検診などで再検査をするように言われたわけでもなく、症状の自覚もない場合、**半年～1年に1回の検査が理想的です。**

すでに「緑内障」あるいは「緑内障ぎみ」と診断されている場合は2～3か月に1回の検査が必要です。（かかりつけの主治医の指示をあおいでください）

【問3】緑内障検査にかかる費用の目安は？

緑内障の検査は保険診療で行うことができます。

保険診療は厚生労働省が診療報酬を診察・検査ごとに点数という形で値段を決めています。そのため全国どこの医療機関を受診しても診察・検査の値段が変わることはありません。

ただし、医療機関ごとに診察や検査の項目は変わるため、同じ緑内障の検査としても値段は少しバラつくことがあります。

緑内障にかかる費用の目安は、10割負担と仮に考えると、
初診料が2880円。

屈折・角膜曲率検査が1530円。

視力検査が690円。

眼圧検査が820円。

医師による眼科診察代が1600円。

OCT代が2000円（眼底カメラの検査はOCT代と一緒に選定できないため、眼底カメラを撮影したとしてもこちらの値段になります）。


クリニックなどにおける一般的な静的視野検査は5800円のため合計15320円となり、対象者が多いと思われる3割負担の負担額は約4600円程度になります。

ここから、必要に応じて圧迫隅角検査を行うと10割負担と仮定した際の費用に820円が加算されるといった具合に医師の裁量や検査項目によって多少の値段のバ

ラッキが考えられます。

また、今回提示した診療報酬の値段は2024年5月までのものであって、基本的に毎年6月に診療報酬は改定されます。そのため、年度ごとに診察・検査の値段は多少の増減があることも要注意です。

【問4】緑内障の治療とはどのようなものですか？

緑内障の治療で最も重要なことは、眼圧を少しでも下げて、それ以上進行しないようにすることとです。

「眼圧を下げること」こそ、医学的なエビデンスに基づいた、唯一で確実な治療法なのです。

そのために、どんな治療が適しているかは、患者さんによって異なります。

多くの緑内障の場合、眼科では点眼薬による治療をまずすすめられるでしょう。

「1種類の点眼薬だけでは効果が少ない」と判断された場合は、複数の点眼薬が処方されます。

それでも、眼圧が下がらなかったり、視野の悪化が抑えられない方には、レーザー治療があります。

その仕組みは次のようなものです。

前にもお伝えしたとおり、眼球は「房水」によって球状に保たれています。

房水は、眼球の中を循環している水のようなものです。

そして眼球には、房水を外に排出する部位があるのですが、「そこを刺激して房水の水はけをよくするのが、レーザー治療」だと理解してください。

もしレーザー治療でも進行を抑えられない場合は、手術が必要になります。

新しい話題としては『グラジェノックス』（参天製薬）というサプリメントがあります。

これはメインの治療にはなりませんが、補助的なものとして、ほかの治療と組み合わせるケースが増えています。

つまり、さまざまな治療法を組み合わせるのは、よいことなのです。

『眼圧リセット』も、同様に効果的な可能性がある手段といえます。

一定の治療効果が期待できる「合わせ技」のひとつとして、活用してください。


最近、よく聞かれるのが「iPS細胞」についてです。

「iPS細胞で緑内障が一気に治らないでしょうか？」というご質問をよくいただきます。

たしかにiPS細胞を用いた再生療法で視神経線維を再生できれば、緑内障で欠けてしまった視野を復活させられるかもしれませんね。

ですが残念ながら、私たちが生きている間には、それは叶わない可能性が高いと予想されます。

ですから、今、しっかりと眼圧を下げることを目指していきましょう。

おわりに

目の健康状態は「合わせ技」で決まる

●眼圧リセットの守備範囲は広い

本書のメソッドと、体験談をお読みいただいて、いかがだったでしょうか。

高眼圧タイプの緑内障の方。

正常眼圧タイプの緑内障の方。

さらには、眼圧を下げる以外の効用をお話ししてくださった方もいらっしゃいましたね。

たとえば「めまいの解消」「目の下の痙攣の解消」「目の落ちくぼみの解消」。

「鼻づまりの解消」「シワの予防」「近眼・老眼の予防」。

そして驚くべきことに「眼瞼下垂の改善」まで。

頭蓋骨に働きかけることでいかに多くの効能を得ることができるか。

また眼圧リセットが、いかに効率よく頭蓋骨にアプローチができるか。

納得いただけたと思います。

あなたもぜひ、今すぐ試してみてください。


また本書は、ルクスアイクリニック代々木上原の河本立徳先生にも取材を重ねました。

河本先生は、「眼圧を下げること」こそ、緑内障の治療にも予防にも有効であると一貫して説いておられます。

「『緑内障が治る』という医学的な証拠がある治療とは、眼圧を下げる治療だけ」

そうおっしゃっています。

そこで問題になってくるのは「どのような手段をとれば、眼圧を下げることができるのか」ということです。


眼科に通い、主治医と相談をすることはもちろん重要です。

また治療を行うならば、きっちりと徹底することです。

たとえば「点眼治療を始める」と決めれば、毎日用法・用量を守って続けることが大事でしょう（「さし忘れてしまう」「回数が適当になってしまう」という患者さんは非常に多いそうです）。


それ以外にも、できることはいろいろあるはずです。

たとえば、日常生活のなかで、ストレスをできるだけ減らす。

血糖値を上げやすい食生活は、改善する。

太り気味の方は、少しでもダイエットを頑張ってみる。

タバコやアルコールは控える。

睡眠不足は解消し、睡眠の質を上げる。

もちろん、スマホやパソコンで目を酷使しすぎないようにする……。


このような「やったほうがいいこと」は、みなさん、すでにおわかりでしょう。

ですから、それらに加えて、「眼圧リセット」も取り入れてみてほしいのです。

●あきらめないで、楽しんでいく

もちろん「眼圧リセット」の効き目には、個人差があります。

ただ「私の眼圧は、下がらない」などと早々にあきらめてしまうのではなく、いろいろな策を試してほしいのです。

その人の健康状態というのは、たいていは複合的な要因で決まるものです。

また眼圧を下げられるかどうかも、複合的な要因で決まるといえます。

ですから「やったほうがいいこと」を、合わせ技で、できるだけ数多く重ねていきませんか。

「眼圧リセット」を、その1つに加えていただければ、新たな展開が広がるかもしれません。

「自分の体は自分の手でケアをしていく」

そんな気持ちで「眼圧リセット」を楽しんでいきましょう。

著者

清水ろっかん

骨格矯正士
体幹整体サロン「ろっかん塾」主宰

明治大学柔道部在籍中よりさまざまな整体術を学び、骨格のゆがみに着目した独自の理論を確立する。40年以上にわたり、他に類を見ない独特の骨格矯正による美容メニューを次々に開発。その高い技術力により有名モデルやタレントが撮影前に「小顔矯正」するための駆け込み寺としても有名になる。

サロンに訪れた人たちが軒並み「目がよく見える」ようになったため視力検査をしたところ、視力が0.2以上アップする人が続出。そのほかにも緑内障の進行を止めた実績などが口コミで話題になり、「眼圧リセット」が週刊誌でも大々的に取り上げられる。

また、プロのセラピスト向けに「ろっかん式」の技術提供なども行っている。

即効性のあるテクニックが評判を呼び、不調改善のゴッドハンドとして各メディアで活躍中。『バンド1本で小顔になれる!』(フォレスト出版)、『眼圧リセット』(飛鳥新社)などベストセラー多数。

「ろっかん式」矯正を
もっと知りたい方は
こちらもチェック!

R-labo.

ろっかん塾　整体学研究所

美容・治療の両面で業界を牽引してきた
『ろっかん式矯正』がついに動画になって公開!
専門家のための技術習得プログラムがベースになっている
オンラインセミナー動画です。
ご興味ある方は下記URLをご参照いただくか、
QRコードを読み込んでチェックしてみてください。

https://r-labo.biz/

眼圧リセットで
緑内障を遠ざける方法を
1冊にまとめました。

2024年6月30日　第1刷発行
2024年8月31日　第2刷発行

著　者　清水ろっかん

発行者　矢島和郎
発行所　株式会社 飛鳥新社
〒101-0003
東京都千代田区一ツ橋2-4-3 光文恒産ビル
電話 03-3263-7770（営業）
03-3263-7773（編集）
https://www.asukashinsha.co.jp

カバーデザイン　tobufune（小口翔平／村上佑佳）
本文デザイン　フロッグキングスタジオ（福島源之助／森田 直）
DTP　ヴァーミリオン
カバーイラスト　くにともゆかり
本文イラスト　高橋マサエ
図　版　フロッグキングスタジオ
編集協力　山守麻衣
左古文男　児玉 勲
医学協力　河本立徳（ルクスアイクリニック代々木上原）
カロスエンターテイメント
校　正　ハーヴェスト

印刷・製本　中央精版印刷株式会社

ISBN978-4-86801-017-3

編集担当　内田 威

飛鳥新社
公式X(twitter)

お読みになった
ご感想はコチラへ

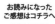